Lisa Geuecke

ADHS im Erwachsenenalter

Ein Ratgeber für Betroffene, Angehörige und Ergotherapeuten

RATGEBER

für Angehörige, Betroffene und Fachleute

Herausgeber

DEUTSCHER VERBAND DER
ERGOTHERAPEUTEN E.V.

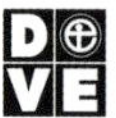

Lisa Geuecke

ADHS im Erwachsenenalter

Ein Ratgeber für Betroffene, Angehörige und Ergotherapeuten

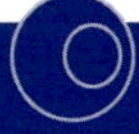

Schulz-Kirchner Verlag

Bibliografische Information der Deutschen Nationalbibliothek
Die Deutsche Nationalbibliothek verzeichnet diese Publikation in der Deutschen Nationalbibliografie; detaillierte bibliografische Daten sind im Internet über http://dnb.d-nb.de abrufbar.

Besuchen Sie uns im Internet: www.schulz-kirchner.de

1. Auflage 2016
ISBN 978-3-8248-1169-4
eISBN 978-3-8248-9982-1

Mollweg 2, D-65510 Idstein
Vertretungsberechtigte Geschäftsführer:
Dr. Ullrich Schulz-Kirchner, Nicole Haberkamm
Titelfoto: © vege – Fotolia.com
Fachlektorat: Reinhild Ferber
Lektorat: Doris Zimmermann
Umschlagentwurf und Layout: Petra Jeck
Druck und Bindung:
TZ-Verlag & Print GmbH, Bruchwiesenweg 19, 64380 Roßdorf
Printed in Germany

Inhaltsverzeichnis

Anmerkung: Zur besseren Lesbarkeit wurde bei der Beschreibung von Berufs-, Personen- und Gruppenbezeichnungen die männliche Form verwendet, es sind aber stets beide Geschlechter angesprochen.

Vorwort des Herausgebers

Die „Ratgeber für Angehörige, Betroffene und Fachleute" vermitteln kurz und prägnant grundlegende Kenntnisse (auf wissenschaftlicher Basis) und geben Hilfestellung zu ausgewählten Themen aus den Bereichen Ergotherapie, Sprachtherapie und Medizin.
Die Autorinnen und Autoren dieser Reihe sind ausgewiesene Fachleute, die seit vielen Jahren als Therapeuten in der Behandlung und Beratung und/oder als Dozenten in der Aus- und Weiterbildung tätig sind. Sie sind jeweils für den Inhalt selbst verantwortlich und stehen Ihnen für Rückfragen gerne zur Verfügung.

Im Ratgeber „ADHS im Erwachsenenalter" fasst Lisa Geuecke ihre Erfahrung und die Ergebnisse ihrer Studienarbeit zusammen, für die sie 2014 mit dem Ergotherapie-Preis des Deutschen Verbandes der Ergotherapeuten sowie der Schulz-Kirchner Verlag GmbH ausgezeichnet wurde.

Sie beginnt mit einem Überblick über ADHS im Erwachsenenalter, einschließlich der Geschichte, Symptomatik, Diagnostik und Behandlungsmöglichkeiten. Hierbei gelingt es ihr, informativ und gut verständlich die notwendigen Hintergründe zu erläutern, die ADHS ausmachen.

Den Schwerpunkt des Ratgebers bilden ausführliche Informationen zu den Behandlungsmöglichkeiten der Ergotherapie, wobei immer wieder übergreifende Hinweise gegeben werden, die für weitere Interventionen hilfreich sind. Die Betroffenen können sich so ein Bild der für sie sinnvollen Behandlungsbausteine machen. Hinweise und wertvolle Tipps für Angehörige, Betroffene zu unterstützen und sich selbst zu schützen, ergänzen den Ratgeber. Abgerundet wird dieser Teil durch zwei Fallbeispiele, die die Behandlungsmöglichkeiten plastisch darstellen.
Den Abschluss bilden allgemeine Tipps, bundesweite Kontaktadressen von Selbsthilfegruppen sowie Literaturhinweise.

Der Ratgeber gibt somit einen guten Überblick über ADHS im Erwachsenenalter und über Therapieoptionen, er liefert Hinweise, was Betroffene und Angehörige wissen sollten und tun könnten. Er bietet sich daher sowohl für Laien als auch Fachleute an, die sich mit dem Thema auseinandersetzen wollen.

Wir hoffen, mit diesem Ratgeber dazu beizutragen, dass der Alltag für Erwachsene mit ADHS von weniger Vorurteilen und Schwierigkeiten geprägt ist und so die Belastungen der Betroffenen selbst und ihrer Angehörigen verringert werden können.

Arnd Longrée
Herausgeber für den DVE

Einleitung

Liebe Leserinnen und Leser,

was veranlasst Sie, diesen Ratgeber zu lesen?
Vielleicht gibt es jemanden in Ihrer Umgebung, der von ADHS betroffen ist oder bei dem Sie es vermuten. Oder es besteht bei Ihnen selbst die Diagnose. Wie viele andere auch haben Sie wahrscheinlich lange Zeit gedacht, ADHS gibt es nur bei Kindern. Das Störungsbild kommt aber auch bei Erwachsenen vor. Die Diagnose ist oftmals zunächst ein Schock. Dadurch, dass Sie sich jetzt aber immer mehr Wissen über ADHS aneignen werden, können Sie die eigenen Besonderheiten, Stärken und Schwächen besser verstehen.
Dieser Ratgeber soll Ihnen zum einen die Grundlagen von ADHS und dessen Besonderheiten im Erwachsenenalter vermitteln und zum anderen die ergotherapeutischen Möglichkeiten und Hilfestellungen für den Alltag näher bringen. Dabei stellt folgendes Zitat einen Leitgedanken für die Therapie dar:

„Chaos ist, wenn ADHS mit mir macht, was es will.
Kontrolle ist, wenn ich mit ADHS mache, was ich will."
(Hesslinger, Philipsen, Richter 2004)

Aus Gründen der besseren Lesbarkeit wird die Bezeichnung ADHS sowohl für die Diagnose Aufmerksamkeitsdefizitstörung *mit* als auch *ohne* Hyperaktivität verwendet. In der ICD-10 (WHO 2016) wird die Diagnose unter ‚Hyperkinetische Störung' geführt, in dem DSM-V hingegen unter ‚Aufmerksamkeitsdefizit/Hyperaktivitätsstörung' (American Psychiatric Association 2013). Entsprechend den Leitlinien der Deutschen Gesellschaft für Psychiatrie, Psychotherapie und Nervenheilkunde (DGPPN) (Ebert, Krause & Roth-Sackenheim 2003) wird in diesem Ratgeber kein Diagnosesystem präferiert und die Abkürzung ADHS für die Diagnosen beider Systeme (ICD-10 und DSM-V) verwendet.

ADS	Aufmerksamkeitsdefizit-Störung
ADHS	Aufmerksamkeitsdefizit-Hyperaktivitätsstörung

Galt bis vor wenigen Jahren ADHS als Erkrankung im Kindes- und Jugendalter, so weiß man heute, dass auch Erwachsene unter ADHS leiden können. Für das Kindesalter wird eine Prävalenzrate von 4-6 % und für das Erwachsenenalter von 2-4 % angegeben (Taurines et al. 2010 zitiert in Mehler-Wex & Deimel 2013, S. 49). Die Symptome der ADHS bei Erwachsenen führen zu weiterführenden Problemen im Bereich der Partizipation. Diese Partizipationsprobleme sind Inhalt der Ergotherapie. Das grundsätzliche Ziel der Ergotherapie besteht laut Definition darin, die Menschen „... bei der Durchführung für sie bedeutungsvoller Betätigungen in den Bereichen Selbstversorgung, Produktivität und Freizeit in ihrer persönlichen Umwelt zu stärken." (DVE 2007)

Für Kinder und Jugendliche stellt die Ergotherapie bereits eine Option im multimodalen Behandlungskonzept bei ADHS dar. Viele Erwachsene erfahren erst heutzutage, dass sie, ähnlich wie ihre Kinder, ADHS haben. Sie werden z.B. bei einem Arzt vorstellig, weil sie sich in dem Verhalten ihrer Kinder wiedererkennen oder in den Medien von ADHS bei Erwachsenen erfahren haben. Da noch nicht lange bekannt ist, dass ADHS eine chronische Erkrankung ist und auch im Erwachsenenalter fortbesteht, steht die Forschung in vielen Bereichen noch am Anfang (Schmidt, Waldemann, Petermann & Brähler 2010; Kooij 2013). Eine Befragung von Barmer GEK-Versicherten machte deutlich, dass es eine Versorgungslücke im Übergang zum Erwachsenenalter gibt (Lehmkuhl & Schubert 2013).

Im Folgenden soll nun etwas näher auf die Besonderheiten von ADHS im Erwachsenenalter eingegangen werden. In gesonderten Kapiteln werden Symptome und Behandlungsmöglichkeiten anhand von zwei ausführlichen Fallbeispielen vorgestellt. Dabei wird die Bezeichnung ‚Klient' benutzt. Einigen wird dieser Begriff etwas fremd erscheinen, da man ihn eher aus dem juristischen Bereich kennt. In den letzten Jahren hat sich die Ergotherapie von einer defizitorientierten hin zu einer ressourcenorientierten Therapie weiterentwickelt, deshalb wird von ‚Klient' statt von ‚Patient' gesprochen. Bei ‚Patient' denken viele direkt an einen kranken, hilfebedürftigen Menschen mit wenig Eigenverantwortung. ‚Klient' hingegen ist zunächst neutral und beinhaltet eine aktive Rolle des Menschen. Laut Definition ist ein Klient „... ein Mensch, der die professionellen Dienste anderer in Anspruch nimmt. Ein Klient hat das Recht, Informationen zu verlangen und seine Meinung frei zu äußern ..." (Sumsion 2002, S. 35).

ADHS im Erwachsenenalter

Geschichte

Manch einer hat den Eindruck, dass die Anzahl der Kinder und auch Erwachsenen mit ADHS in den letzten Jahren explodiert ist. Jedoch ist das Störungsbild an sich bereits seit 200 Jahren bekannt. Betrachten wir die historischen Biografien von berühmten und erfolgreichen Persönlichkeiten aus der Vergangenheit, so finden wir in ihnen auch schon Anzeichen für Unkonzentriertheit, Hyperaktivität und Impulsivität. Die bekanntesten Beispiele sind Thomas Alva Edison, Albert Einstein, Benjamin Franklin, Wolfgang Amadeus Mozart, Ludwig van Beethoven, Edgar Allan Poe, George Bernhard Shaw, Salvador Dali, Henry Ford oder Bill Gates (Hamm & Berger 2010).

Bereits im Jahr 1798 beschrieb der schottische Arzt Alexander Crichton in seinem Buch ‚mental restlessness' seine Beobachtungen zu hyperaktiven Menschen (Palmer & Finger 2001). Seine Beschreibungen zur Unaufmerksamkeit kommen dem heutigen Bild einer ADHS sehr nahe. Er spricht von der Unfähigkeit, sich konstant mit einer Aufgabe zu befassen. Die innere Unruhe, die er bei Menschen beobachtet, führt er auf eine krankhafte Sensibilität der Nerven, die angeboren oder Begleiterscheinung einer andern Krankheit sein könnte, zurück. Er dokumentiert zudem, dass sich die Aufmerksamkeitsstörung im Laufe des Lebens lediglich abschwächt, jedoch nicht verschwindet.

Im Jahr 1845 stellte der Psychiater Heinrich Hoffmann in seinem Buch ‚Struwwelpeter' erstmals Charaktere dar, die dem heutigen Bild eines an ADHS leidenden Kindes ähneln (Hausotter 2010). Hoffmann beschreibt in seinen Geschichten Kinder, die nicht brav sind, nicht auf ihre Eltern hören und denen folglich allerlei grausames Unheil widerfährt: Der bitterböse Friederich quält Tiere und wird bestraft, indem ihn ein Hund ins Bein beißt; Paulinchen verbrennt, da sie mit Streichhölzern spielt; die Kinder, die den Mohren verspotten, werden in ein riesiges Tintenfass gestopft und eingefärbt und Philipp, der nicht still am Tisch sitzen kann und mit dem Stuhl schaukelt, fällt letztlich mitsamt der Tischdecke, dem Essen und Geschirr auf die Erde. ‚Zappelphilipp', ‚Hans-Guck-in-die-Luft' und ‚Suppenkasper' sind dadurch als Begriffe in den deutschen Sprachgebrauch eingegangen.

Der englische Arzt G. Still beschrieb dann im Jahr 1902 das heutige Erscheinungsbild einer ADHS als ‚abnormal psychical condition'. In seiner wissenschaftlichen Arbeit über verhaltensauffällige und hyperaktive Kinder sind teilweise Hinweise auf das weitere Bestehen der Erkrankung über die Kindheit hinaus zu finden.

In den 60er und 70er Jahren wurde überwiegend angenommen, dass es sich bei ADHS um eine leichte frühkindliche Hirnschädigung handelt – ‚Minimal cerebral Dysfunction' (MCD). Die Wissenschaftler gingen dabei davon aus, „dass mit den damals zur Verfügung stehenden Methoden noch nicht nachweisbare, minimale neurologische Veränderungen ursächlich für die psychischen Auffälligkeiten seien" (Hesslinger et al. 2004, S. 12). Diese Theorie stellte sich als problematisch heraus, da erkannt wurde, dass viele Kinder auch ohne Anzeichen von Hirnschädigungen Symptome einer ADHS aufwiesen. In dieser Zeit häuften sich die Hinweise, dass ADHS über die Kindheit hinaus weiter besteht und mehrere Wissenschaftler kamen in Follow-up-Studien zu der Erkenntnis, dass auch Erwachsene an einer ADHS leiden können (Menkes, Rowe & Menkes 1967; Douglas 1972; Quitkin & Klein 1969).

Im Jahr 1978 wurde die Diagnose ‚Hyperkinetisches Syndrom des Kindesalters' im ICD-9, dem Diagnosesystem der Weltgesundheitsorganisation, eingeführt (Möller, Laux & Kapfhammer 2005). Es bestand damals nicht die Möglichkeit, die Diagnose auch für Erwachsene zu stellen. Im amerikanischen Diagnosesystem der psychischen Erkrankungen (DSM-III) wurde 1980 der Typ ‚ADD Residual Typ' für Erwachsene eingeführt, jedoch ohne Kriterien der Symptombeschreibung für Erwachsene zu ergänzen.

Das gleiche Krankheitsbild wird in den beiden Diagnosesystemen unterschiedlich bezeichnet: In der ICD der WHO als Hyperkinetische Störung und im DSM der US-Amerikaner als ADHS.

1992 wurde die ICD-10 erweitert. Die Diagnose konnte von nun an auch bei Erwachsenen gestellt werden, allerdings mit den gleichen Kriterien wie für die Kinder. Die Wender-Utah-Kriterien für das Erwachsenenalter wurden veröffentlicht und bezogen dabei das subjektive Empfinden der Klienten mit ein (Wender 1995) (s. Kapitel ‚Symptomatik'). In der aktuell veröffentlichten Neuauflage DSM-V geht die American Psychiatric Association (2013) erstmals, neben den bereits existierenden Kriterien von Wender, auf die ADHS-Symptomatik und Diagnostik bei Erwachsenen ein. Es wurden folgende Änderungen gegenüber dem DSM-IV vorgenommen:

- Erwachsene (über 17 Jahre) müssen fünf, Kinder sechs der Symptome aus den Kategorien Unaufmerksamkeit, Hyperaktivität und Impulsivität zeigen
- Beispiele zur Beschreibung des Verhaltens bei Kindern, Jugendlichen und Erwachsenen wurden ergänzt
- Einige Symptome müssen vor dem 12. Lebensjahr aufgetreten sein, nicht wie bisher vor dem 7. Lebensjahr

Auch das deutsche Diagnosesystem wird überarbeitet und laut WHO (2016) soll 2018 die aktualisierte Version ICD-11 erscheinen. Sie wird wahrscheinlich auch modifizierte Kriterien für die Diagnose ADHS bei Erwachsenen enthalten.

Tab. 1: Geschichte der ADHS

Jahr	Geschichtliches Ereignis
1798	Der Arzt Alexander Crichton beschreibt Beobachtungen zu hyperaktiven Menschen; dokumentiert, dass sich die Aufmerksamkeitsstörung im Laufe des Lebens lediglich abschwächt, aber nicht verschwindet
1845	Das Buch ‚Struwwelpeter' von Heinrich Hoffmann erscheint
1902	Der Arzt George Frederic Still beschreibt das Störungsbild ADHS = ‚abnormal psychical condition', Hinweise auf das weitere Bestehen der Erkrankung über die Kindheit hinaus
60er und 70er	Annahme: Bei ADHS handelt es sich um eine leichte frühkindliche Hirnschädigung ‚Minimal cerebral Dysfunction' (MCD) Hinweise häufen sich, dass ADHS über die Kindheit hinaus weiter besteht
1978	ICD-9: Diagnose ‚Hyperkinetisches Syndrom des Kindesalters' im Diagnosesystem der Weltgesundheitsorganisation eingeführt
1980	DSM-III: Einführung des Typs ‚ADD Residual Typ' für Erwachsene
1992	ICD-10: Diagnose konnte von nun an auch bei Erwachsenen gestellt werden, allerdings mit den gleichen Kriterien wie für Kinder
1995	Wender-Utah-Kriterien (auf Erwachsene bezogen)
2013	DSM-V: Geht jetzt auch auf die ADHS-Symptomatik und Diagnostik bei Erwachsenen ein
2011	Medikinet® adult (Wirkstoff Methylphenidat) für Erwachsene zugelassen, sowohl als fortführende Therapie wie auch als Neueinstellung
2013	Strattera® (Wirkstoff Atomoxetin): Zulassung für den Behandlungsbeginn bei Erwachsenen
2014	Ritalin® adult (Wirkstoff Methylphenidat) für Erwachsene zugelassen
2018	Voraussichtliches Erscheinen ICD-11

Symptomatik

Der Unterschied zwischen der Symptomatik im Kindes-/Jugendalter und im Erwachsenenalter besteht in einem Symptomwandel. Die bei Kindern vorherrschende motorische Hyperaktivität lässt im Erwachsenenalter nach, wobei die Aufmerksamkeitsstörung sowie die mangelnde Impulskontrolle bestehen bleiben. Durch das Erlernen von Coping-Strategien (Bewältigungsstrategien), das Anpassen an Umweltbedingungen sowie die Einflüsse der Umwelt auf den Betroffenen machen sich die Symptome im Erwachsenenalter anders bemerkbar.

Die in der ICD-10 beschriebenen Kriterien der ADHS für Kinder und Jugendliche sind in modifizierter Form auf Erwachsene übertragbar (Krause & Krause 2014). Bei ADHS handelt es sich um einen Symptomkomplex, der aus den Hauptmerkmalen Unaufmerksamkeit, Hyperaktivität (dies fehlt bei ADS) und Impulsivität besteht. Für die Diagnostik im Kindesalter liegen durch die ICD-10 bereits Kriterien vor.

Für Erwachsene werden die Wender-Utah-Kriterien herangezogen. Diese sind:

1. Motorische Hyperaktivität
2. Aufmerksamkeitsstörung
3. Impulsivität
4. Desorganisiertes Verhalten
5. Affektlabilität
6. Emotionale Überreagibilität
7. Affektkontrolle

Um die Diagnose zu sichern, müssen laut Wender die beiden Symptome Aufmerksamkeitsstörung und motorische Hyperaktivität verbindlich erfüllt sein, sowie zusätzlich zwei weitere der Kriterien 3.-7.

Motorische Hyperaktivität: Die motorische Hyperaktivität äußert sich im Erwachsenenalter in innerer Unruhe und Angespanntheit sowie abgeschwächten, dezenteren Bewegungen, wie z. B. mit den Füßen wippen oder den Kugelschreiber an- und ausklicken. Die Betroffenen leiden unter der ständigen Nervosität und können nicht entspannen, sodass sie Ruhephasen kaum aushalten können. Bei länger andauernden sitzenden Tätigkeiten fällt es ihnen schwer durchzuhalten, sie werden gereizt und fühlen sich unwohl.

Beispiel:
Frau Schmidt: „Mir fällt es schwer, längere Zeit ruhig sitzen zu bleiben. Innerlich stehe ich ständig unter Strom und komme vor allem abends schlecht zur Ruhe. Ich fühle mich wohl, wenn ich mich viel bewege und mache in meiner Freizeit Aktivitäten mit Kick und hoher Geschwindigkeit. Meine Freunde bemerken immer wieder, dass ich z. B. im Kino oder Restaurant mit den Füßen wippe und oft meine Position verändere."

Aufmerksamkeitsstörung: Die Betroffenen haben Schwierigkeiten länger andauernde Aufgaben oder Gespräche durchzuhalten und auftretende, irrelevante Reize zu ignorieren. Dabei neigen sie zu Sorgfaltsfehlern und zeigen ein schnelles, flüchtiges Arbeitsverhalten. Zudem werden häufig Termine vergessen oder Gegenstände verlegt.
Die Aufmerksamkeits- bzw. Konzentrationsstörungen äußern sich wie folgt:

- Defizite, zwischen wichtigen und unwichtigen Aspekten in einer Situation zu unterscheiden oder sich auf die wichtigen zu konzentrieren
- Defizite, sich über einen längeren Zeitraum zu konzentrieren, ohne gedanklich abzuschweifen
- Erhöhte Ablenkbarkeit durch visuelle oder akustische Reize der Umgebung
- Defizite, Aufgaben zielorientiert und effizient durchzuführen und zu Ende zu bringen

Beispiel:
Herr Meier berichtet: „Ich kann mich gut konzentrieren, wenn mich etwas wirklich interessiert. Dann lasse ich mich auch nicht ablenken und bleibe über lange Zeit bei der Tätigkeit. Wenn mich etwas nicht so sehr interessiert, laufen meine Gedanken kreuz und quer und ich drifte ab. Ich hüpfe quasi gedanklich von einem Gedanken zum nächsten und lenke mich so von der Aufgabe ab. Auch Umgebungsreize führen dazu, dass ich nicht bei der Aufgabe bleibe und sie so nicht zu Ende bringe. Dabei verzettele ich mich und mache viele Flüchtigkeitsfehler. Texte muss ich oft mehrmals lesen, da ich den Inhalt beim Lesen gar nicht aufgenommen habe. Ähnlich ist es bei Gesprächen, ich kann nicht die ganze Zeit folgen und bekomme so häufig nur die Hälfte mit. Typisch für mich ist auch, dass ich Termine vergesse, unpünktlich bin und Gegenstände verlege."

Impulsivität: Die mangelnde Selbstkontrolle führt zu überschießenden impulsiven Handlungen oder Äußerungen. Dabei fällt den Betroffenen das Abwarten in Gesprächen schwer, sodass sie häufig dazwischen reden und andere nicht ausreden lassen. Auch das Warten in einer Schlange kann für sie zu einer Qual werden. Im Sport oder im Straßenverkehr handeln sie motorisch spontan, ohne dabei auf das Risiko möglicher Gefahren zu achten.

Beispiel:

Frau Beier: „Ich stoße Menschen oft durch meine unbedachten Äußerungen vor den Kopf und kann schlecht abwarten, bis jemand zu Ende gesprochen hat. Ich bin gedanklich oft schon weiter, führe meine Gedankengänge jedoch nicht einzeln aus, sodass mein Gegenüber mir oft nicht folgen kann. Meine Freunde sagen mir, ich sei ungeduldig und würde oft reden oder handeln, ohne vorher nachzudenken. Dadurch kommt es auch zu Spontaneinkäufen, bei denen ich zu viel Geld bzw. ungeplant Geld ausgebe."

Neben diesen drei Kernsymptomen leiden Betroffene häufig unter ihrem chaotischen, desorganisierten Verhalten sowie unter affektiven (emotionalen) Symptomen.

Desorganisiertes Verhalten: Sowohl im beruflichen als auch im privaten Umfeld haben die Betroffenen Defizite im Planen von Aktivitäten, Entwickeln von Problemlösestrategien sowie im Beenden von Aufgaben. Dabei wechseln sie häufig von einer Aufgabe zur anderen und haben kein System im Ablauf. Zusätzlich bereiten die zeitliche Organisation von Aufgaben und Terminen sowie die Termineinhaltung Schwierigkeiten.

Beispiel:

Frau Beier: „In meiner Wohnung stapeln sich wichtige und unwichtige Briefe auf einem Haufen. Saubere und schmutzige Anziehsachen liegen herum, weil ich es nicht schaffe, sie wegzuräumen. In der Küche stapelt sich das dreckige Geschirr vom Frühstück, weil ich mich abends nicht mehr zum Spülen aufraffen kann und obwohl ich weiß, wie Aufräumen eigentlich funktioniert. Wenn ich mich dazu durchringe, aufzuräumen, sieht das wie folgt aus: Ich fange im Arbeitszimmer an und will die wichtigen und weniger wichtigen Briefe sortieren, dabei sehe ich zwei Kaffeetassen, die gespült werden müssen. Ich will sie nur kurz in die Küche bringen, damit sie mir nicht im Weg stehen. Auf dem Weg in die Küche sehe ich im Wohnzimmer noch einen Teller, den ich direkt mitnehme. In der Küche angekommen sehe ich das ganze Geschirr und stelle es, damit es nicht umfällt, ordentlich neben die Spüle. Dann kommt mir der Gedanke: ‚das kann ich auch eben spülen, dann ist es aus dem Weg.' Während des Spülens fällt mir ein, dass ich meiner Freundin noch zum Geburtstag gratulieren wollte und ich sie lieber gleich anrufe, bevor ich es wieder vergesse. Somit habe ich vergessen, an was ich eigentlich gearbeitet habe, nämlich den Briefen."

Affektlabilität: Die Betroffenen sind leicht erregbar und wechseln häufig zwischen einer normalen Grundstimmung und Niedergeschlagenheit.

Emotionale Überreagibilität: Diese äußert sich bei Betroffenen in überschießenden Reaktionen und dem Gefühl, gestresst und bedrängt zu sein. Zudem tritt bei ihnen in stressigen Alltagssituationen Angst auf.

Affektkontrolle: Die Betroffenen zeigen eine nahezu andauernde Reizbarkeit, die ohne hinreichenden Grund besteht. Die geringe Frustrationstoleranz führt zu häufigen kurzen Wutausbrüchen.

Beispiel:
Frau Schmidt: „Mein Gefühlsleben gestaltet sich wie eine Achterbahn. Ich bin dünnhäutig und empfindlich und kann andererseits aber auf kleine Auslöser hin mit einem heftigen kurzen Wutausbruch reagieren. Dabei schwankt meine Stimmung von himmelhoch jauchzend bis zu Tode betrübt. Das ist für meinen Mann manchmal wirklich schwierig. An manchen Tagen kann ich meine Gefühlsausbrüche kontrollieren und an anderen entgleist mir meine Stimmung, ohne dass ich Kontrolle darüber habe. Aber er weiß auch, dass ich nicht nachtragend bin und die Situation schnell wieder vergessen habe."

Die beschriebenen Symptome der ADHS können zu weiteren Problemen im Alltag führen. Bedingt durch mangelnde Strukturiertheit, sich anhäufende Flüchtigkeitsfehler sowie Unaufmerksamkeit oder Vergesslichkeit finden sich im Lebenslauf häufige Wechsel zwischen verschiedenen Tätigkeiten und Berufen. Dabei kann die Kündigung auch vom Betroffenen ausgegangen sein, z. B. weil ihm die Arbeit zu eintönig wurde. Ebenso beschreiben die Betroffenen aufgrund der ADHS-Symptomatik Schwierigkeiten in der Partnerschaft. Ihre unstrukturierte, impulsive, gerechtigkeitsliebende, oft unordentliche und ungeduldige Art erfordert vom Partner viel Toleranz und Kompromissbereitschaft.
Barkley et al. (2002 zitiert in Baer & Kirsch 2010, S. 16) fanden in einer Studie heraus, dass „ADHS-Klienten deutlich häufiger wegen Ordnungswidrigkeit im Straßenverkehr verwarnt werden und mehr Unfälle verschulden [...], als eine nicht betroffene Vergleichsgruppe".

Zur Unterstützung des Betroffenen ist es vorteilhaft, wenn der Partner strukturiert ist, da eine klare Struktur im Alltag dem Betroffenen Halt geben kann.

Weitere Schwierigkeiten zeigen sich im übermäßigen Suchtmittelkonsum, wobei noch kein eindeutiger Grund hierfür benannt werden kann. Vermutet wird, dass der Konsum von Suchtmitteln als Selbstmedikation dient und sich als Folge fehlender Impulskontrolle und Defiziten im Belohnungsverhalten darstellt (ebd.). Die Alkohol- und Drogensucht ist die häufigste komorbide Störung (Rösler & Retz 2008). Daneben werden Persönlichkeitsstörungen, Angsterkrankungen, depressive Störungen, Essstörungen und Restless Legs als nennenswerte Begleiterkrankungen genannt (D`Amelio, Retz, Philipsen & Rösler 2008).

Die Beschreibung eines Klienten mit ADHS ist jedoch nur vollständig, wenn auch seine Stärken erläutert werden. Die Betroffenen „... sind neugierig, beharrlich in ihrem Streben, nicht nachtragend, oft kreativ und innovativ" (Lauth & Minsel

2009, S. 15). Zudem sind sie hilfsbereit und haben einen ausgeprägten Gerechtigkeitssinn. Ihre rasche Umstellungsfähigkeit, die ‚Multitasking'-Fähigkeit und ihre Neugier sind in vielen Arbeitsbereichen von Vorteil, z. B. als Kellner oder im Verkauf. Betroffene kommen häufig in Berufen, in denen sie mehr Freiraum haben und selbstständig sowie kreativ arbeiten können, besser zurecht. Die Betroffenen können lernen, diese Stärken zu nutzen, um ihre Schwächen auszugleichen bzw. um Coping-Strategien (Bewältigungsstrategien) zu entwickeln.

Ätiologie

Zum gegenwärtigen Zeitpunkt ist die Ätiologie der ADHS noch nicht vollständig geklärt, jedoch besteht die vorherrschende Ansicht, dass ihr multikausale Ursachen zugrunde liegen. Dabei wird ein multifaktorielles Entstehungsmodell diskutiert, das folgende Faktoren enthält:

- genetische
- biochemische
- neuroanatomische
- physiologische
- äußere Umweltfaktoren

Der genetische Faktor erhöht die Wahrscheinlichkeit für das Auftreten der ADHS und die damit zusammenhängenden Abweichungen auf struktureller und funktioneller Ebene. Weiterhin wirken sich Umwelteinflüsse und personenbezogene Faktoren, z. B. Intelligenz, auf Schwere und Verlauf der Symptomatik aus. Der Hauptrisikofaktor ist die genetische Prädisposition, die sich in zahlreichen Studien bestätigt hat (Kooij 2013). Die Forschung hat bereits Ansatzpunkte gefunden, welche Gene bei der Vererbung und damit bei der Entstehung der ADHS eine Rolle spielen, jedoch ist dies noch nicht endgültig geklärt. Da die medikamentösen Therapien bei ADHS auf das dopaminerge und noradrenerge System wirken, wird biochemisch betrachtet eine Dysregulation in diesen beiden Systemen vermutet. Mithilfe von bildgebenden Verfahren konnten bei Kindern strukturelle und funktionelle Veränderungen im frontostriatalen und zerebellären Bereich des Gehirns nachgewiesen werden (Schmid in Kahl, Puls, Schmid & Spiegler 2012). Auch bei Erwachsenen wurden „diskrete Struktur- und Größenunterschiede in Abschnitten des Frontalhirnes und der Stammganglien" (Ryffel-Rawak 2001, S. 21) gegenüber gesunden Probanden dokumentiert. Im Bereich der Neuropsychologie sind sich die Wissenschaftler noch nicht einig, wie die Studienergebnisse in das Erklärungsmodell zu integrieren sind, da die Defizite in den exekutiven Funktionen bei Menschen mit ADHS auch bei Klienten mit anderen psychischen Störungen auftreten.

Diagnostik

Noch haben die Fortschritte in der Forschung zu keinem spezifischen Test geführt, mit dem ADHS eindeutig diagnostiziert werden kann. Jedoch legt die American Psychiatric Association (2013) mit der aktuellen Neuauflage DSM-V nun erstmals Kriterien für die ADHS-Symptomatik und Diagnostik bei Erwachsenen fest.
Die aktuell in Deutschland gültigen Leitlinien der Deutschen Gesellschaft für Psychiatrie und Psychotherapie, Psychosomatik und Nervenheilkunde (DGPPN) (Ebert et al. 2003) sind 2003 erschienen und beziehen daher das DSM-V noch nicht mit ein. Die Aktualisierung der Leitlinien war für Juni 2016 geplant (Arbeitsgemeinschaft der Wissenschaftlichen Medizinischen Fachgesellschaften 2010). In der gegenwärtigen Leitlinie wird zunächst darauf hingewiesen, dass ADHS im Erwachsenenalter eine klinische Diagnose darstellt. Für die Diagnostik werden die in der folgenden Tabelle dargestellten Bausteine für eine umfassende Untersuchung empfohlen.

Die Diagnostik der ADHS ist ein umfangreicher Prozess, der von den Untersuchern ein breites Wissensspektrum über das Krankheitsbild bzw. über das gesamte psychiatrische Diagnosespektrum voraussetzt. Es gibt derzeit nur wenige Erwachsene, die bereits in der Kindheit eine ADHS-Diagnose erhalten haben, sodass die Kindheits- und Fremdanamnesen von entscheidender Bedeutung sind. Aufgrund des subjektiven Anteils dieser Aussagen stellen sie jedoch kein objektives Diagnosekriterium dar. Bezogen auf die Kindheit und Jugend werden z. B. Zeugnisse und Schulberichte als Informationsquellen herangezogen, um die Symptome in den unterschiedlichen Lebensphasen nachzuweisen (Schmid in Kahl et al. 2012). Die in den Homburger ADHS-Skalen für Erwachsene enthaltene Selbstbeurteilungsskala und Experten-Checkliste wurde durch eine Modifikation der Kriterien aus der ICD-10 und dem DSM-IV 2008 von Rösler & Retz entwickelt (ebd.). Zudem sind die Kurzform der Wender-Utah-Rating-Scale (WURS-k) und das Wender-Reimherr-Interview (WRI) mit inbegriffen (ebd.). Um den Ausprägungsgrad der Symptome und das Arbeitsverhalten der Betroffenen zu beschreiben, sollten neuropsychologische Testergebnisse zur Diagnostik herangezogen werden (Krause & Krause 2014). Mit den daraus gewonnenen Erkenntnissen können die Möglichkeiten des Klienten bestimmt werden. Aufgrund der steigenden Belastung durch Folgeprobleme ist eine sorgfältige Diagnostik mit einer Analyse der Alltagskompetenzen der Betroffenen erforderlich (Rösler & Retz 2008). Dies stellt eine wichtige Grundlage für die Therapieplanung und Zielfindung dar.

Tab. 2: Bausteine der Diagnostik der ADHS im Erwachsenenalter (angelehnt an Ebert, Krause & Roth-Sackenheim 2002, S. 939-940)

	Baustein	Erläuterung
1	Interview mit dem Klienten	■ Erhebung des aktuellen psychopathologischen Befundes (vollständige psychiatrische Untersuchung auch bzgl. anderer psychischer Störungen) ■ Erfassung von Differentialdiagnosen und Komorbiditäten ■ Anamnestische Erhebung der Symptome und ihr Verlauf (Kindheit, Jugend, Erwachsenenalter) mithilfe von z. B. folgenden Assessments: – Wender-Utah-Rating-Skala (Wender 1995, S. 245-246), – Conners-Skala (Lidzba, Christiansen & Drechsler 2013), – Brown-Skala (Brown 1996) ■ Familienanamnese
2	Ausschluss organischer psychischer Störungen	■ Anamnese hinsichtlich organischer Erkrankungen ■ Körperliche Untersuchung und somatische Zusatzdiagnostik
3	Fremdanamnese	■ Interview mit Eltern/Vertrauenspersonen ■ Ausfüllen von Assessments aus ihrer Sicht, z. B. Conners-Skala
4	Testpsychologische Untersuchung	Dient ggf. der Sicherung der Diagnose sowie der Planung und Überprüfung der Therapie ■ IQ-Messung ■ Neuro-psychologische Tests zu Aufmerksamkeit und Exekutivfunktionen ■ Tests für spezielle Begabungen oder Teilleistungsstörungen

Therapiemöglichkeiten

Die Diagnose ADHS alleine stellt gemäß der Leitlinie ‚ADHS im Erwachsenenalter' noch keine Behandlungsindikation dar. In Abhängigkeit vom Ausprägungsgrad der ADHS-Symptome, von den Schwierigkeiten im psychischen und sozialen Bereich (Partizipation) und ggf. von den vorhandenen Ressourcen wird die Entscheidung für eine Behandlung getroffen. Diese sollte spätestens bei erheblichen Beeinträchtigungen in *einem* Lebensbereich oder leichten Störungen in *verschiedenen* Bereichen begonnen werden. Der Start der Therapie muss vom Betroffenen selbst ausgehen, da sein eigener Wille entscheidend ist. Die Motivation des Klienten ist ein sehr entscheidender Faktor, ob eine Therapie erfolgreich verläuft. Erst wenn der Klient z. B. den Zustand seiner Wohnung, sein unorganisiertes und unpünktliches Verhalten oder seinen chaotischen Arbeitsplatz im Büro als störend, hinderlich und verbesserungswürdig empfindet, ist er auch bereit, an diesem Problem zu arbeiten. „Das Behandlungsziel besteht darin, dem Betroffenen dabei zu helfen, seine ADHS zu verstehen, sie unter Kontrolle zu bringen, den richtigen Umgang mit ihr zu finden und seine Umgebung seinen Verhaltensproblemen entsprechend zu modifizieren" (Resnick 2004, S. 147).

Allgemeine Hinweise

Für die Therapie der ADHS ist ein multimodaler Behandlungsansatz nötig.
Er beinhaltet laut Kooij (2013) die folgenden Behandlungsteile:

- Medikamentöse Therapie
- Psychoedukation (Aufklärung)
- Psychotherapie
- Coaching/kognitive Therapie
- Neurofeedback
- Selbsthilfegruppen

Für die Arbeit mit ADHS-Patienten führt Nadeau (1996; zitiert in Kooij 2013, S. 101) einige Verhaltensweisen bzw. Einstellungen an, die den Therapeuten leiten sollen:

- Praktisch: Auf praktische Art und Weise lernen, mit den täglichen Problemen umzugehen.
- Spezifisch: Auf spezifische Ziele fokussieren, anstatt von einem zum anderen Thema zu springen.
- Leitend: Der Therapeut liefert die Richtlinien und praktischen Ratschläge und schlägt konkrete Maßnahmen vor.
- Lösungsorientiert: Das Ziel besteht darin, das gewünschte Ergebnis zu erreichen und dabei die Gefühle des Klienten zu achten und zu berücksichtigen.

- Pädagogisch: Das Verständnis und Wissen über ADHS und die Konsequenzen von ADHS wachsen während der Behandlung.
- Unterstützend: Die Einstellung des Therapeuten gegenüber dem Patienten ist verständnisvoll und ermutigend.
- Kopplung von Erkenntnis und Behandlung: Die Erkenntnis von Symptomen und Problemen ist immer an spezifisch lösungsorientierte Behandlungen gekoppelt.

Zudem muss der Therapeut ein hohes Maß an Struktur aufweisen. Dies bedeutet, dass er die Therapiesitzungen gut organisiert, klar gliedert, einen Leitfaden besitzt und die Betroffenen immer wieder auf diesen zurückführt. Dabei sollte er seine Fragen nicht zu offen stellen und darauf achten, dass der Klient nicht anfängt, über ein Thema zu diskutieren und somit das Ziel der Therapiesitzung verloren geht.

Medikamentöse Therapie

Die Autoren der Leitlinie identifizierten die pharmakologische Therapie und die psychotherapeutische Therapie als Behandlungsmöglichkeiten (Ebert et al. 2003). Jedoch ist die Wirksamkeit bislang nur für die medikamentöse Therapie eindeutig nachgewiesen, sodass sie die Option erster Wahl darstellt (Tab. 3).

Tab. 3: Medikamentöse Behandlung bei ADHS von Erwachsenen (angelehnt an Lehmkuhl, Adam, Fröhlich, Sevecke & Döpfner 2004, S. 105-110)

Gruppe		Beispiel Medikamente	Wirkungsbereich
Medikamente 1. Wahl			
1	Psychostimulanzien	Methylphenidat, Amphetamin, Pemolin	Antrieb (Dopamin)
2	Selektive Noradrenalin-Wiederaufnahmehemmer	Reboxetin, Atomoxetin	Aufmerksamkeit (Noradrenalin)
Medikamente 2. Wahl			
1	Trizyklische Antidepressiva	Imipramin, Desipramin	Angst, Irritabilität (Noradrenalin, Serotonin)
2	Atypische Antidepressiva	Venlafaxin, Bupropion	Innere Anspannung, Impulsivität, Depressivität (Serotonin, Noradrenalin)
3	Selektive Serotonin-Wiederaufnahmehemmer	Sertralin, Fluoxetin	Impuls (Serotonin)
Medikamente 3. Wahl			
1	Antihypertensivum	Clonidin	Impulsivität, Aggressivität

Psychoedukation

Zu Beginn der Therapie ist die Aufklärung (Psychoedukation) des Betroffenen über die Diagnose ein wichtiger Punkt. Erst wenn er die Diagnose akzeptieren kann, ist er in der Lage, die für ihn richtige Entscheidung bzgl. einer Therapie zu treffen und kann mit den Reaktionen und Fragen aus seiner Umwelt leichter umgehen. Das hilft ihm, hinsichtlich Bildungsweg, Arbeitsplatz und Beziehungen die bessere Wahl zu treffen. Ein weiteres Ziel der Psychoedukation besteht darin, dass der Betroffene lernt, den Blick von einer defizitorientierten hin zu einer ressourcenorientierten Sichtweise zu lenken. Bei der Beratung ist es von Vorteil, Bezugspersonen mit einzubeziehen. Sie können zum einen dazu beitragen, die Akzeptanz und das Verständnis zu erhöhen, zum anderen können sie dem Betroffenen bei der Umsetzung von Therapiezielen im Alltag helfen.

Psychotherapie

Innerhalb der Psychotherapie können mehrere therapeutische Optionen bei Erwachsenen mit ADHS zum Einsatz kommen. Viele Betroffene zeigen eine depressive Verstimmung, da sie über viele Jahre negative Erfahrungen bezogen auf sich und die Umwelt gemacht haben. Im Rahmen der Verhaltenstherapie lernen sie, eingefahrene Vermeidungsstrategien zu durchbrechen und die chaotische Lebensweise durch ein strukturiertes Vorgehen zu ersetzen (Tab. 4).

Aber auch ein tiefenpsychologischer und analytischer Ansatz kann infrage kommen, jedoch stehen viele Betroffene diesem anfangs skeptisch gegenüber.

Tab. 4: Verhaltenstherapeutische Therapieprogramme (angelehnt an Breuer-Weißborn 2012, S. 40-43)

Autoren	Therapie-programm	Inhalt
Fiedler (2000)	Integrative Psychotherapie – Basismodule	■ Patientenschulung ■ Problemidentifikation Interventionsmöglichkeiten ■ Aktivierung eigener Ressourcen ■ Angehörigenschulung
Safren, Sprich, Perlman & Otto (2005)	Kognitive Verhaltenstherapie der ADHS im Erwachsenenalter	■ 3 Basismodule (Psychoedukation, Organisation, Ablenkbarkeit, kognitive Restrukturierung) ■ Optionale Module (Umgang mit Hinauszögern, Ärger/Frustration, Kommunikation)

Fortsetzung Tab. 4

Autoren	Therapieprogramm	Inhalt
Stevenson, Whitmont, Bornholt, Livesey & Stevenson (2002)	Cognitive remediation program	■ Basiert auf Selbsthilfebuch (Psychoedukation, Umgang mit ADHS, Kommunikation, Organisation, Impulskontrolle) ■ Eine zugeteilte Person erinnert telefonisch an die besprochenen Aufgaben ■ 3 Sitzungen dienen der Besprechung
Hesslinger, Philipsen & Richter (2004)	Freiburger Konzept	■ Gruppentraining ■ 13 Sitzungen (Psychoedukation, Zielsetzung, Achtsamkeitsübungen, Verhaltensanalyse von Alltagsproblemen, Gefühlsregulation, Medikation, Komorbide Störungen, Impulsivität, Handlungsplanung, Stressmanagement, Suchtverhalten)
Lauth & Minsel (2009)	Kölner Training für junge Erwachsene	■ Gruppentraining ■ 6 Sitzungen (Was soll sich ändern/Was kann so bleiben?, Anfangen und Umsetzen, Gedächtnis/Konzentration und Co, Prioritäten setzen und einteilen, Verstehen und Verstanden werden) ■ Wochenaufgaben

Coaching/kognitive Therapie

„Coaching ist ein strukturiertes und methodisch geleitetes Vorgehen, das die zu einem Problem führenden Zusammenhänge sichtbar macht und prozessbegleitend individuelle, lösungsorientierte Handlungsoptionen eröffnet" (Lampen-Imkamp & Kahl in Kahl et al. 2012, S. 136). Es hat zum Ziel, Hilfe zur Selbsthilfe zu leisten und kann – muss aber nicht zwingend – kognitiv-verhaltenstherapeutische Aspekte beinhalten. Wenn beide Ansätze, also Coaching und kognitive Verhaltenstherapie, verglichen werden, gibt es sowohl Gemeinsamkeiten als auch Unterschiede. Beide Therapiebausteine sind transparent, strukturiert, spezifisch auf den Patienten ausgerichtet und thematisieren meistens die aktuelle Situation (Kooij 2013). Im Gegensatz zur kognitiv-verhaltenstherapeutischen Therapie ist das Coaching praktischer ausgerichtet und vermittelt v.a. Fertigkeiten im Bereich Planen und Strukturieren. Zudem ist die Gleichstellung von Coach und Klient noch wichtiger, um einen optimalen Therapieerfolg zu erzielen. Aufgrund der Gedächtnisdefizite werden Aspekte wie z.B. Ziele und Hausaufgaben mehrfach wiederholt. Ein weiterer Unterschied ist, dass im Coaching kleinere, spezifischere Hausaufgaben gegeben werden, um Misserfolge zu vermeiden (ebd.). Die Aufgaben eines Coachs können Personen ausführen, die sich um die geistige Gesundheit der Klienten kümmern. Dazu zählen psychiatrische Krankenschwestern, Psychologen, Psychotherapeuten oder auch weitere Berufsgruppen, die zu der Patientengruppe passen. Weitere Informationen zum Coaching werden in Kapitel ‚Ergotherapie bei Erwachsenen mit ADHS' beschrieben.

Neurofeedback

In den letzten Jahren ist als weitere Therapiemethode zur Behandlung von ADHS das Bio- bzw. Neurofeedback hinzugekommen: „Neurofeedback ist Biofeedback, das direkt auf das Gehirn angewandt wird" (Schneider 2010, S. 20). Das Neurofeedback ist ein verhaltenstherapeutisches Training für das Gehirn, bei dem durch verschiedene Methoden eine Regulation der Gehirnaktivität/des Gehirnpotenzials bewirkt werden soll. Neurofeedback wird u.a. von Ergotherapeuten, Psychiatern, Psychotherapeuten und Psychologen durchgeführt. Neurofeedback kann im Rahmen einer ambulanten ergotherapeutischen Behandlung auf ärztliche Verordnung durchgeführt werden. Im Sommer 2012 veröffentlichte der GKV-Spitzenverband eine Stellungnahme, in der für die Diagnose ADHS klargestellt wird, dass es möglich ist, ein Ergotherapierezept mit dem Heilmittel psychisch-funktionelle oder sensomotorisch-perzeptive Behandlung zu verordnen und bei der Verordnung von Ergotherapie gezielt auf den Einsatz von Neurofeedback hinzuweisen (GKV 2012). Weitere Informationen zur Behandlung von ADHS mit Neurofeedback werden im Kapitel ‚Ergotherapie bei Erwachsenen mit ADHS' aufgeführt.

Selbsthilfegruppen

Vielen Betroffenen hilft es, sich mit anderen Betroffenen auszutauschen. So erleben sie, dass sie nicht alleine sind, dass es auch anderen so ergeht wie ihnen und man ihnen Verständnis entgegenbringt. Sie profitieren von der Gruppe, indem sie sich untereinander z. B. Tipps zu Alltagsstrategien, Therapien und Medikamente geben. Menschen mit ADHS berichten immer wieder, dass sie anderen gut helfen und sie strukturieren können und Problemlösungsstrategien für sie finden. Genau diese Fähigkeiten können sie in Selbsthilfegruppen nutzen. Möglich ist z. B., dass sie sich gegenseitig anrufen, sich als Kontrolle dienen und sowohl Verständnis für die Stimmungs- und Leistungsschwankungen aufbringen als auch Druck zum Erledigen der Aufgaben aufbauen können. In Anhang 3 ist eine Liste von Selbsthilfegruppen zusammengestellt.

Ergotherapie bei Erwachsenen mit ADHS

Die folgende Abbildung verdeutlicht beispielhaft die komplexen Faktoren, die das Gesundheitsproblem ‚ADHS' beeinflussen.

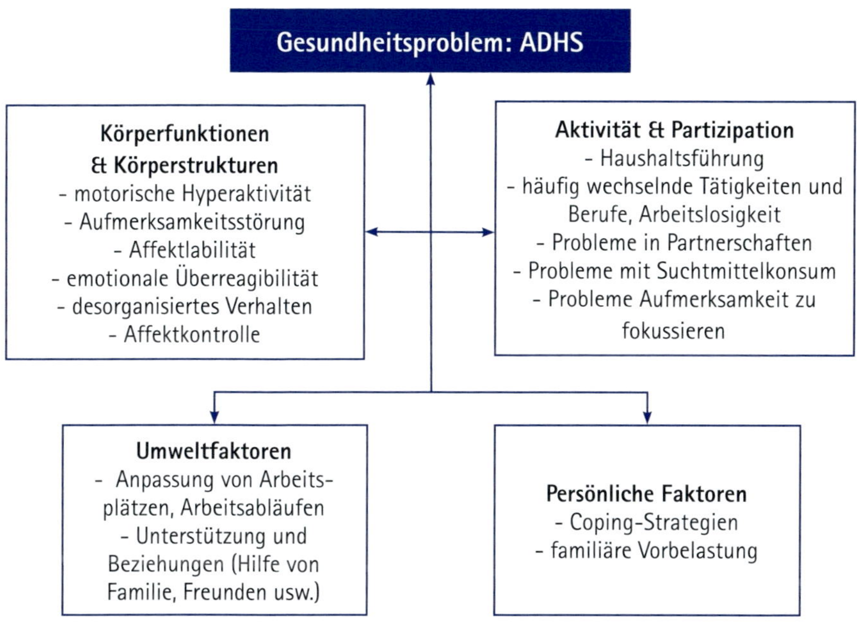

Abb. 1: Gesundheitsproblem ‚ADHS' geordnet analog ICF

Im Zusammenhang mit ADHS bzw. als Folge von ihr treten häufig komorbide Erkrankungen auf. In dem Zusammenhang fanden Schmidt et al. (2010, S. 16) in einer Studie mit 1845 Teilnehmern heraus, „... dass eine ADHS bei Erwachsenen mit verringertem psychischen und körperlichem Wohlbefinden in Verbindung steht". Ein Ziel der Therapie ist daher, die Lebensqualität durch die Verbesserung der typischen Problembereiche positiv zu beeinflussen. Dazu gilt es eine Grundannahme der Ergotherapie, nämlich dass die Balance zwischen den Lebensbereichen – d. h. eine ausgeglichene, individuelle sowie bedeutungsvolle Betätigung in den Bereichen Selbstversorgung, Produktivität und Freizeit – zu Wohlbefinden und Gesundheit führt, umzusetzen. Durch ihren ganzheitlichen Ansatz betrachtet die Ergotherapie neben der funktionellen (körperlichen) auch die psychische Situation des Menschen und nimmt Einfluss auf sein Wohlbefinden.

„Chaos ist, wenn ADHS mit mir macht, was es will.
Kontrolle ist, wenn ich mit ADHS mache, was ich will."
(Hesslinger, Philipsen, Richter 2004)

Die nochmalige Erwähnung dieses Zitats zeigt, wie wichtig es ist, die Kontrolle über seinen Alltag zu bekommen, wieder ausgeglichener zu sein und dadurch mehr Lebensqualität zu empfinden. Kontrolle bedeutet aber beispielsweise auch, sich bewusst Zeiten einzuräumen, in denen man faulenzen, impulsiven und aktiven Gefühlen nachgehen oder sich kreativ beim Konstruieren von Ideen oder Handwerken ausleben kann. Man erlernt so mehr Selbstdisziplin und somit Kontrolle. Wichtig ist dabei, nicht gegen sich und die eigenen Charakterzüge zu arbeiten, sondern sie mit einzubinden.

Grundsätze der Therapie

Für die Therapie eines ADHS-Klienten sollte der Therapeut spezifische Fähigkeiten mitbringen und bei der Ausrichtung der Therapie die folgenden wesentlichen Grundsätze beachten.

Alltags- und handlungsorientiert

In der Therapie ist es wichtig, dass der ADHS-Betroffene nicht auf rein theoretische, sondern auf praktische Weise lernt, mit seinen Alltagsproblemen umzugehen. Die Ergotherapie ist alltags- und handlungsorientiert ausgerichtet, da für sie die Betätigung gleichzeitig Ziel und Medium der Therapie darstellt. Mithilfe des Top-down-Ansatzes können die Alltagsprobleme in den Bereichen Selbstversorgung, Produktivität und Freizeit festgestellt werden. Dazu kann bspw. das Canadian Occupational Performance Measure (COPM, Law et al. 2015) eingesetzt werden. „Das COPM ist ein Kriteriums-Messinstrument, das auf der Selbsteinschätzung des Klienten bezüglich seiner Probleme und Prioritäten beruht" (Hagedorn 2000, S. 117). Anhand von Problemdefinition und -bewertung werden die für den Einzelnen bedeutungsvollen bzw. relevanten Probleme herausgefiltert. Praktische Therapieausrichtung bedeutet auch, dass der Klient sein Alltagsproblem mit in die Therapie bringen kann. So können in der Therapie Quittungen, Versicherungsunterlagen, Studienunterlagen oder Ähnliches sortiert und ein Ordnungssystem entwickelt werden. Manchmal hilft es dem Klienten schon, wenn in der Therapie damit begonnen wird und er es zu Hause weiterführen kann, da so der erste Schritt getan ist. Wird ein Hausbesuch verordnet, kann sich der Therapeut einen genauen Überblick über die Umwelt des Klienten verschaffen. Auch kann die Therapie grundsätzlich zu Hause durchgeführt werden.

Strukturiert, spezifisch und lösungsorientiert

Sowohl der Therapeut als auch die Therapiesitzungen an sich müssen bei Betroffenen mit ADHS ein hohes Maß an Struktur aufweisen. In der Behandlung sollte daher immer ein Ziel fokussiert und nicht an mehreren gleichzeitig gearbeitet werden. Dabei sind immer die Gefühle und Wünsche des Klienten zu beachten. Erst wenn dieses Ziel erreicht wurde, wendet sich der Klient dem nächsten Ziel zu. Der Therapeut ist aufgrund seiner Fähigkeiten in den Bereichen Kommunikation, Problemlösung, Supervision, Klientenführung und Beratung in der Lage, den Klienten immer wieder auf das Ziel zu fokussieren und die Therapie zu lenken. In der Praxis kommt es natürlich auch vor, dass der Klient ein dringendes Anliegen hat oder es ihm nicht gut geht. In derartigen Situationen wird die Therapieeinheit an die aktuellen Möglichkeiten und Wünsche des Klienten angepasst und abgewandelt. Sie kann auch ggf. mal vom eigentlichen Ziel abweichen. Kommt dies häufiger vor, ist mit dem Klienten die Ausrichtung der Therapie erneut zu besprechen, denn dann ist das gesteckte Ziel vielleicht doch nicht passend.

Leitend und unterstützend

Der Therapeut stellt in der Behandlung von Betroffenen mit ADHS die Struktur und schlägt mögliche passende Maßnahmen vor. Er leitet den Klienten, wobei die Entscheidungen der Klient selbst trifft. Da jeder Mensch und auch jeder Betroffene mit ADHS verschieden ist, gibt es keine Strategien, die universell anwendbar sind und für jeden passen. Gemeinsam werden individuelle Problemlösungsstrategien entwickelt und erprobt. Nicht immer erweist sich die erste Strategie für den Klienten im Alltag als praktikabel und umsetzbar.

Der Therapeut muss dem Betroffenen gegenüber Verständnis aufbringen und ihn in seinem Handeln ermutigen. Dabei ist die Therapeuten-Klienten-Beziehung durch Akzeptanz des Klienten, Empathie, aktives Zuhören, Herstellen einer Vertrauensbasis, Respekt und Optimismus gekennzeichnet.

Pädagogisch

Im Verlauf der Therapie sollte beim Klienten das Wissen über ADHS und über die Konsequenzen von ADHS zunehmen. Dafür ist es nötig, dass der Therapeut über das Wissen verfügt und auch die Fähigkeit besitzt, es zu vermitteln (Psychoedukation).

Anamnese und ergotherapeutische Diagnostik

Zu Beginn der Therapie erstellt der Ergotherapeut einen Befund und ermittelt dabei die für den Klienten bedeutungsvollen Alltagsprobleme. Dafür ist eine sorgfältige Diagnostik der Alltagskompetenzen notwendig. Die Ergebnisse finden dann in der Therapieplanung und Zielfindung Berücksichtigung. Das bedeutet auch, dass die Therapie individuell auf den Klienten abgestimmt wird.

Fragen zur Identifikation von Ressourcen:

- *Was können Sie gut? Was sind Ihre Stärken und was zeichnet Sie aus? Was sind Ihre Talente? Was mögen Sie an sich?*
- *Was waren früher Ihre Stärken?*
- *Was schätzen andere an Ihnen?*
- *Welche positiven Erfahrungen haben Sie in der Vergangenheit gemacht? Bzw. welche Probleme bzw. Anforderungen in Ihrem Leben haben Sie bereits wie gelöst?*
- *Wer hat Sie in der Vergangenheit unterstützt, welche Mittel haben Sie benutzt?*

Befunderhebung:

- *COPM, strukturiertes Interview*
- *Konzentrationstestungen (z. B. TAP, D2, KLT-R)*
- *Merkfähigkeitstestungen (z. B. VLMT, DCS)*
- *Freie Beobachtung bei Logikaufgabe (z. B. Rush Hour, Logik-Rätsel)*
- *Freie Beobachtung bei Konzentrationsaufgaben (z . B. COGPACK – Augenzeuge, Fresh Minder 3 – Doppelspiel)*
- *Beschreibung eines typischen Tages*
- *Evtl. Berichte von behandelnden Ärzten*

Das Spektrum der Therapie reicht von gezielten Übungen zur Steigerung der Konzentration über Strategien zur Adaption des Arbeitsplatzes bis hin zu der Bearbeitung von konkreten Problemen, beispielsweise das Sortieren von Unterlagen für das Studium. Durch den Einsatz von Interviews, Beobachtungssequenzen, Testverfahren sowie Screenings werden sowohl die Defizite als auch Ressourcen erhoben. Im Anschluss an die Befunderhebung legen Klienten und Therapeut gemeinsam die Ziele fest, die als Nächstes im Fokus stehen. Je nach Ziel können folgende Behandlungsmöglichkeiten zum Einsatz kommen:

- Psychoedukation
- Konzentrationstraining
- Neurofeedback
- Strukturtraining – Coaching
- Training zur verbesserten Regulation des Erregungsniveaus
- Training zur Verbesserung der emotionalen Situation

Therapie

Nachfolgend wird auf die ergotherapeutischen Möglichkeiten eingegangen, die es für Erwachsene mit ADHS gibt. Dabei werden auch einige der im vorherigen Kapitel bereits erwähnten Behandlungsmöglichkeiten näher beschrieben.

Psychoedukation

Die Psychoedukation ist ein Therapiebaustein in der Ergotherapie. Sie hat zum Ziel, dem Klienten Wissen über seine Erkrankung zu vermitteln, damit er sie verstehen und akzeptieren kann. Der Ergotherapeut nutzt seine Kommunikations- und Beratungsfähigkeiten dazu, dem Erwachsenen mit ADHS seine Informationen zu vermitteln. Dabei passt er die Form und Menge der Informationen über ADHS immer dem Betroffenen an und achtet dabei auf dessen Krankheitseinsicht, kognitive Fähigkeiten und die individuelle Symptomatik. Der Klient wird dadurch in die Lage versetzt, seine individuellen Ziele einzuschätzen und zu erreichen. Es geht nicht darum, dass der Betroffene lernt, seine Erkrankung als Entschuldigung für seine Schwächen zu nutzen, sondern vielmehr darum, dass er lernt, seine Stärken zu nutzen, um seine Schwächen auszugleichen. Psychoedukation hat ihre größte Wirkung, wenn das gesamte Behandlungsteam bestehend aus Ärzten, Psychologen, Ergotherapeuten, Pflegern und Sozialarbeitern zusammenarbeitet. Bei der Psychoedukation können u.a. folgende Manuale genutzt werden:

- ADHS bei Erwachsenen von Lauth und Minsel (2009)
- Psychoedukation und Coaching ADHS im Erwachsenenalter von D`Amelio, Retz, Philipsen & Rösler (2008)

Beispiel:

Mit Frau Schmidt wurde am Ende der Therapie ein Reflexionsgespräch geführt, in dem sie gefragt wurde, wie sie mit den Informationen über ihre Krankheit umgegangen ist und ob sie ihr geholfen haben. „Als ich die Diagnose bekam, war ich übermotiviert, die nun bekannten Probleme anzugehen und zu beseitigen. Ich hatte irgendwie die Vorstellung, dass wenn ich Medikamente nehme, zur Ergotherapie gehe und die Selbsthilfegruppe besuche, meine Probleme ganz verschwinden. Am Ende muss ich sagen, das war mal wieder so eine extrem impulsive Idee von mir. Meine Probleme sind nicht ganz weg und ich habe auch immer noch ADHS, aber (das ist das Entscheidende) ich weiß jetzt, warum ich bei manchen Dingen Schwierigkeiten habe. Ich habe gelernt, mich so anzunehmen, wie ich bin, und Kompensationsstrategien zu entwickeln. Ich bewältige meinen Alltag nun mit weniger extremen Höhen und Tiefen. Die Ergotherapie hat mir geholfen, Routinen in meinem Alltag zu entwickeln und Tricks als Strategien anzusehen. Vorher habe ich es immer negativ gesehen und gesagt, nun überliste ich mich schon wieder selber und weiche meinen Problemen aus. Die anderen Betroffenen in der Selbsthilfegruppe gaben mir Tipps, manche halfen mir, manche nicht.

Aber das ist es eben, jeder ist verschieden und jedem helfen andere Strategien. Die Gespräche in der Therapie und in der Gruppe führten auch dazu, dass ich nun meine Schwächen akzeptiere und meine Stärken bewusster wahrnehme. Ich weiß jetzt, dass es mir manchmal einfach zu langweilig ist, eine Sache zu tun und ich dann abdrifte. Daher höre ich nun beim Bügeln ein Hörbuch, löse beim Fernsehen Kreuzworträtsel oder telefoniere per Lautsprecher, während ich putze. Die Informationen über die Krankheit haben mir geholfen, mich selbst zu verstehen und mich in meiner Umwelt besser einzugliedern. Auch ohne jedem direkt von meiner Krankheit zu erzählen, kann ich nun meine Bedürfnisse z. B. für eine bessere Konzentration meinem Umfeld mitteilen. Meine Kollegen habe ich beispielsweise gebeten, mir, wenn sie einen Auftrag für mich haben, eine E-Mail zu schreiben, anstatt es durch den Raum zu rufen. So werde ich nicht immer aus meiner aktuellen Aufgabe rausgerissen."

Konzentrationstraining

Unaufmerksamkeit äußert sich in mangelnder Konzentrationsfähigkeit, geringer Ausdauer bei Aufgaben, großer Ablenkbarkeit, Flüchtigkeitsfehlern und dem Übersehen von wichtigen Details. Dieser Symptomkomplex kann grundsätzlich Inhalt der neuropsychologisch orientierten Behandlung in der Ergotherapie sein. Während für Kinder und Jugendliche neuropsychologische Trainings vorhanden sind, die nachweislich die Aufmerksamkeitsleistung verbessern, liegen bisher keine Therapiekonzepte zum Training dieser Problembereiche explizit für Erwachsene vor. Jedoch werden im Training von Lauth & Minsel (2009) in der dritten Einheit die Themen Gedächtnis und Konzentration besprochen und Kompensations- bzw. Problemlösestrategien vermittelt, dieses Programm ist auch für Erwachsene gut geeignet.

Die Ideensammlung zum Training kognitiver Fähigkeiten (Tab. 5) ordnet Aufgaben aus den drei Programmen Fresh Minder 2 und 3 (2013a; 2013b) sowie COGPACK (Marker 2009) jeweils kognitiven Funktionen zu. Die einzelnen Aufgaben sprechen nicht nur die angegebenen kognitiven Fähigkeiten an, sondern es werden immer mehrere Fähigkeiten gleichzeitig eingesetzt.

In der Therapie werden diese Aufgaben je nach Zielsetzung einzeln oder in Kombination mit weiteren Aufgaben eingesetzt. Soll vor allem die selektive Aufmerksamkeit trainiert werden, werden im Verlauf des Trainings Ablenkungsreize durch Musik, Radio oder Fragen des Therapeuten hinzugefügt, die der Klient ignorieren muss. Gelingt es dem Klienten gut, kann die Aufgabe gesteigert werden, indem er lernt, auf bestimmt Reize zu reagieren, z. B. Trommelschläge zu zählen oder bei bestimmten Wörtern, die im Radio auftauchen, die Hand zu heben. Hat der Klient zum Ziel, besser zwischen verschiedenen Aufgaben wechseln zu können und sich schneller umzustellen, wird er z. B. aufgefordert, im Wechsel eine PC-

Tab. 5: Ideensammlung zum Training kognitiver Fähigkeiten in der Ergotherapie

Therapeutisches Medium	Aufgabe innerhalb des Mediums
Konzentration (incl. selektiver, geteilter und Daueraufmerksamkeit)	
Fresh Minder 2	■ Symbole suchen ■ Buchstabenpaare ■ Der schnelle Klick ■ Kopfrechnen ■ (Einkaufsliste & Melodiespiel trainieren v. a. Merkfähigkeit)
Fresh Minder 3	■ Aufgabenwechsel ■ Doppelspiel ■ Mosaik ■ Navigation ■ Perlenfische ■ Würfelmix ■ (Bilderreihe & Diktat trainieren v. a. Merkfähigkeit)
COGPACK	■ Schilderwald ■ Farben & Worte ■ Akkord ■ Matrix ■ Wirrwarr ■ Augenzeuge (da das Programm 1280 Aufgaben inkl. Variationssets beinhaltet, werden an dieser Stelle nur Beispiele aufgeführt)
Merkfähigkeit (incl. Arbeits-, Kurzzeit-, Langzeitgedächtnis)	
Fresh Minder 2	■ Einkaufsliste ■ Melodiespiel ■ Gesichter merken ■ Kopfrechnen ■ Pfadfinder ■ Zahlenkette
Fresh Minder 3	■ Aufgabenwechsel ■ Bilderreihe ■ Diktat ■ Doppelspiel ■ Perlenfische ■ Würfelmix
COGPACK	■ Merken ■ Schilderwald ■ Route ■ Augenzeuge

Aufgabe und eine Aufgabe auf dem Blatt zu bearbeiten. Somit kommen in der Therapie auch herkömmliche Konzentrations-Arbeitsblätter, Logik-Rätsel oder auch Knobel-Spiele zum Einsatz.

Tipp: Arbeitsblätter & Spiele

- aus der Zeitschrift P.M.
- Übungsbuch Hirnleistungstraining (Kasten 2005)
- Rush Hour
- Think Fun Logik-Rätsel
- Smart Games IQ Puzzle Brainteaser Game

Daneben kann für Erwachsene auch das Attentioner Training (Jacobs & Petermann 2013) genutzt werden. Das Attentioner Training wurde vorwiegend für Kinder zwischen 7 und 14 Jahren entwickelt, die Defizite in der selektiven und geteilten Aufmerksamkeit aufweisen. Für diese Zielgruppe konnten bereits Wirksamkeitsnachweise erbracht werden. Es ist jedoch auch möglich, das Training mit Jugendlichen und Erwachsenen durchzuführen. Dabei sollte das Programm abgewandelt werden und z. B. auf die Leitfigur (Taifun) und Anwendung eines Belohnungssystems verzichtet werden. Es liegt bisher noch keine veröffentlichte adaptierte Version und somit auch keine Studie für die Anwendung des Trainings bei Erwachsenen vor. In der therapeutischen Arbeit hat sich dieses Training jedoch als effektiv erwiesen. Es hatte positive Auswirkungen auf die Konzentrationsleistung der Klienten, ihren Umgang mit den Defiziten und es wurden Adaptionsstrategien für den Alltag gefunden. Außerdem empfanden viele die Gruppensituation als angenehm und sie konnten voneinander lernen.

Neurofeedback

Weitere mögliche Therapiemethoden bei ADHS können Bio- und Neurofeedback sein. „Biofeedback ist ein wissenschaftlich fundiertes Verfahren der Verhaltensmedizin, mit dessen Hilfe normalerweise unbewusst ablaufende psychophysiologische Prozesse durch Rückmeldung (Feedback) wahrnehmbar gemacht werden". (Deutsche Gesellschaft für Biofeedback e.V. 2016).

Zu den körperlichen Prozessen, die beim Biofeedback rückgemeldet werden, zählen z. B.:

- Gehirnaktivität (Neurofeedback)
- Muskelaktivität
- Atmung
- Schweißdrüsenaktivität

Im Rahmen der Therapie erlernen Klienten durch die Rückmeldung (z. B. durch den Computerbildschirm) ihre eigenen Körpersignale, ihre Körperfunktionen zu

Tab. 6: Neurofeedback Geschichte

Jahr	Geschichtliches Ereignis
1875	R. Carton (britischer Arzt) entdeckt elektrische Aktivität an der Schädeldecke von Tieren
1929	H. Berger entdeckt mit dem von ihm entwickelten Elektroenzephalographen (EEG) rhythmische Aktivität der Alpha Wellen
60er Jahre	J. Kamyas führt erste Experimente zur Anwendung von Neurofeedback durch
1967	M. Barry Stermann veröffentlicht eine Studie mit Katzen → mit EEG-Wellentraining kann die Fähigkeit des Gehirns verbessert werden
1970	J. Jubar zeigt in Studien die Wirksamkeit von Neurofeedback bei ADHS
2006	Italienische Fußball-Nationalmannschaft trainiert mit Neurofeedback
2014	Neurofeedback-Beitrag bei Stern-TV, Bekanntheitsgrad steigt
2015	Neurofeedback-Artikel in der Zeitschrift Geo (April)

beeinflussen. Dabei ist es das Ziel, die Selbstregulation zu erlernen, um so z. B. auf Stresssituationen adäquat zu reagieren.

Bei ADHS kommt im Wesentlichen Neurofeedback zum Einsatz. „Neurofeedback ist Biofeedback, das direkt auf das Gehirn angewandt wird" (Schneider 2010, S. 20). Es gilt als verhaltenstherapeutisches Training des Gehirns, bei dem durch verschiedene Methoden eine Regulation der Gehirnaktivität/des -potenzials bewirkt wird. Die Schwierigkeit beim Neurofeedback liegt darin, dass wir keine Rezeptoren im Körper haben, mit denen wir die Gehirnaktivität wahrnehmen können. Für den Muskeltonus oder die Körpertemperatur besitzen wir Rezeptoren, mit denen wir z. B. spüren, wie angespannt oder warm wir gerade sind. Daher kommt beim Neurofeedback immer eine visuelle oder akustische Rückmeldung mittels eines Apparates zum Einsatz.
Eine Grundlage des Neurofeedback ist das operante und klassische Konditionieren. Operantes Konditionieren bedeutet ‚Lernen von und durch Konsequenz', bei dem positives Verhalten belohnt und negatives Verhalten ignoriert wird. Durch die positive Konsequenz auf ein Verhalten steigt die Wahrscheinlichkeit, dass dieses Verhalten wieder gezeigt wird. Bezogen auf das Neurofeedback bedeutet dies, dass der Computer dem Klienten eine positive Rückmeldung gibt, z. B. der Wasserfall

fließt, wenn das Gehirn die erwünschte Gehirnaktivität produziert hat. Das Gehirn merkt sich durch viele Wiederholungen, wie es die Belohnung bekommen hat. Um den Transfer in den Alltag zu schaffen, kommt das klassische Konditionieren zum Einsatz. Dabei können z.B. Bildkarten des Trainingsbildschirmes oder Fotos genutzt werden. Der Klient soll sich mehrmals am Tag die Karte/das Foto ansehen und sich vorstellen, was er in der Therapie vor dem Bildschirm gemacht hat. Das Gehirn wird so wieder daran erinnert, welche Strategien es im Training angewendet hat. „Mit fortschreitendem Training wird dieses Motiv zu einem klassisch konditionierten Reiz, d.h., das Gehirn springt in den gewünschten Modus, sobald das Motiv [die Karte des Patienten] wahrgenommen wird" (Wiedemann & Krombholz in Haus et al. 2013, S. 19).

Drechsler (2011) führte eine Übersichtsarbeit zur Wirksamkeit von Neurofeedback bei ADHS durch und untersuchte die derzeitige Studienlage. Sie kommt zu dem Fazit, dass Neurofeedback eine wirksame Behandlungsform bei ADHS darstellt. Auch in einer Meta-Analyse fanden Autoren heraus, dass durch Neurofeedback-Training langfristige Verbesserungen im Bereich der Aufmerksamkeit und Konzentration erzielt werden können (Kahl et al. 2009). Dabei konnten für die beiden Trainingsmethoden SCP-Training und Frequenzbandtraining (die vorwiegend angewendet werden) Wirksamkeitsnachweise erbracht werden.

Frequenzbandtraining

Beim Frequenzbandtraining wird u.a. versucht, die Gehirnaktivität bzw. die Frequenzen, die für Konzentrations- und Aufmerksamkeitsleistung stehen, zu steigern und die Gehirnaktivität, die für einen träumerischen, schläfrigen, abgelenkten Zustand steht, zu verringern (s. auch Tab. 7). Diese Frequenzen sind immer alle im Gehirn vorhanden, jedoch variieren ihre Anteile am Gesamt-EEG abhängig davon, mit was der Mensch sich gerade beschäftigt. Wenn er zum Beispiel auf dem Sofa liegt und Musik hört, dominieren die langsamen Wellen. Bei einer Aktivität, die Aufmerksamkeit fordert, wie z.B. beim Lernen, dominieren die schnellen Wellen.

Das Ziel des Frequenzbandtrainings ist es z.B., einen Zustand kortikaler Aktivierung zu erreichen, in dem der Klient fokussiert, aufmerksam, aber auch entspannt ist. Diesen Zustand kann der Klient z.B. durch Reduzierung der Aktivität im Theta-Band und Erhöhung der Aktivität im Beta-Band oder auch SMR erreichen (Heinrich & Gevensleben 2013). Die Praxis zeigt, dass jeder Klient individuell ist und somit auch das Frequenzbandtraining individuell gestaltet wird. Nicht bei jedem Klienten mit ADHS wird mit Theta und SMR gearbeitet. Es kommt immer auf die Verteilung und ein mögliches Ungleichgewicht der verschiedenen Frequenzen an. Wie viele Sitzungen benötigt werden, ist schwer zu sagen. In der Regel sind es 20 bis 40 Sitzungen. Dabei kommt es zum einen auf die Häufigkeit pro Woche und auf mögliche Ausfälle durch Krankheit oder Urlaub an.

Tab. 7: Frequenzen des EEGs (Wiedemann & Krombholz in Haus et al. 2013)

Name	Frequenzband	Erregungszustand
High-Beta	20-30 Hz	Anspannung
Low-Beta	15-20 Hz	wach, fokussiert, konzentriert
SMR	12-15 Hz	motorisch ruhig, fokussiert, aufmerksam
Alpha	8-12 Hz	unaufmerksam, entspannt, wach
Theta	4-7 Hz	schläfrig
Delta	1-3 Hz	Tiefschlaf
Infra-low	0,1-0,0001 Hz	Erregbarkeit

SCP-Training

SCP bedeutet ‚Slow Cortical Potentials' (‚langsame kortikale Potenziale'). SCP-Training ist nicht mit dem Frequenzbandtraining zu vergleichen. Die langsamen Potenziale sind für die Netzwerksteuerung des Gehirns zuständig, sie sorgen dafür, dass die einzelnen Gehirngebiete effektiv zusammenarbeiten. SCP-Training hat zum Ziel, die Kontrolle über die Erregungsschwellen bzw. den Aktivierungszustand des Gehirns zu verbessern. Der Klient erlernt einen bestimmten mentalen Zustand willentlich herbeizuführen, der für eine bessere Konzentrationsfähigkeit notwendig ist. In der Therapie bekommt er Aufgaben, bei denen er lernt, die Regulation von Erregung und Hemmung bewusst zu steuern, z. B. indem er ein Objekt mal nach oben und mal nach unten bewegen muss. SCP-Training ist recht langweilig, da nicht wie beim Frequenzbandtraining ein Video abläuft, sondern sich Objekte nur nach oben und unten bewegen bzw. von links nach rechts. Die Klienten – v. a. Kinder – benötigen daher teilweise mehr extrinsische Motivation. In der Regel rechnet man beim SCP-Training mit 30-40 Therapiesitzungen.

SCP:
Slow Cortical Potentials (SCP) stellen langsame Hirnpotenziale dar. Im EEG kommt es zu einer Gleichspannungsverschiebung in elektrisch negative oder positive Richtung. Eine Negativierung tritt bei erhöhter Aufmerksamkeit, eine Positivierung bei Ruhezuständen auf (Ellinger, Walther & Dietrich 2010, S. 27).

Durchführung

Nachdem der Klient über die Hintergründe, Zielsetzung und das praktische Vorgehen des Neurofeedback-Trainings aufgeklärt wurde, nimmt er vor einem Monitor Platz. Das praktische Vorgehen ist bei den beiden zuvor beschriebenen Trainingsmethoden in Grundzügen gleich.

1. Elektrodenpositionierung:

Die Positionierung der Elektroden folgt einem international standardisierten System, bei dem die Elektroden schmerzfrei am Kopf befestigt werden.

2. Training:

Innerhalb der Sitzungen werden beim *Frequenzbandtraining* Durchgänge mit einer Dauer von 5-10 Minuten durchgeführt. Im weiteren Therapieverlauf werden diese Sequenzen immer länger, da der Klient das Training besser beherrscht. Eine Therapiesitzung dauert 45-60 Minuten, sodass mit Vorbereitung und Nachbesprechung ca. 3-4 Durchgänge in einer Sitzung absolviert werden.
Beim *SCP-Training* werden in einem Zeitraum von 20 Minuten ca. 100-160 Durchgänge bewältigt (100 bei Kindern, 120-160 bei Erwachsenen). Der Klient sieht auf seinem Bildschirm nun eine Animation oder ein Video, die mit bestimmten Hirnfrequenzen gekoppelt sind. Der Therapeutenbildschirm bildet hingegen die verschiedenen Frequenzen ab. So kann der Therapeut Schwellenwerte einstellen, die der Klient im Training versuchen soll zu über- oder unterschreiten.

3. Besprechung:

In Pausen und am Ende des Trainings wird mit dem Klienten das Regulationsergebnis besprochen. Der Klient berichtet, wie es ihm ergangen ist, wann es gut geklappt hat, ob er einen Unterschied zwischen Phasen mit guter und weniger guter Regulation gespürt hat und ob er ggf. eine Strategie angewendet hat. Erwachsene Klienten mit ADHS benötigen ca. 6-9 Sitzungen, um eine Idee davon zu bekommen, wie Neurofeedback funktioniert, bzw. um Frequenzen zumindest zeitweise zu steuern. Es kommt häufig vor, dass Klienten gar nicht sagen können, wie sie es machen. Aber irgendwann funktioniert es und ihr Gehirn hat eine Strategie gefunden, ohne dass es dem Klienten bewusst ist, welche das ist. Bisher sind sich die Wissenschaftler noch nicht sicher, inwieweit bewusst gesteuerte individuelle Regulationsstrategien einen Einfluss auf die Regulationsleistung des Gehirns haben bzw. inwieweit „die Regulationsfähigkeit auf unbewussten, automatischen Lernprozessen beruht" (Heinrich & Gevensleben 2013, S. 110).

Strukturtraining – Coaching

Ein weiteres Symptom bei ADHS-Betroffenen ist das desorganisierte Verhalten. Sie haben Schwierigkeiten mit der Pünktlichkeit, der Koordination von Terminen und der Organisation des Alltags. Dabei fällt es ihnen schwer, Prioritäten zu setzen und Aufgaben strukturiert durchzuführen. Hier kann der Therapeut dem Betroffenen zum einen durch den Aufbau der Stunde und das Besprechen von Alltagsproblemen eine Struktur vermitteln. Trainiert wird dann z. B., wie ein Projekt in mehrere Teilaufgaben aufgeteilt werden kann und wie diese Teilaufgaben strukturiert umgesetzt werden können. Lauth und Minsel (2009) behandeln das Problem der fehlenden Struktur und der mangelhaften Organisationsfähigkeit in Baustein 2: ‚Anfangen und Umsetzen' und Baustein 3: ‚Prioritäten setzen und einteilen'. Dieses Training hat nicht zum Ziel, alle Probleme zu lösen, sondern vielmehr Hilfe zur Selbsthilfe zu leisten. Dabei soll der Betroffene u. a. Strukturen und Abläufe aufbauen, die ihm längerfristig helfen.

Der Coach/Therapeut und der Klient stehen regelmäßig (täglich, wöchentlich) in Kontakt, um den Weg zur Zielerreichung zu kontrollieren und evtl. Tipps zu geben. Die Themen bzw. Probleme, die im Coaching erarbeitet werden, sind individuell vom Betroffenen abhängig. Zu den häufigen Inhalten gehören u. a. Zeit- und Organisationsmanagement (Organisationshilfen etc.), Motivation, Aufmerksamkeitsproblematik, Selbstachtung und Selbstwahrnehmung sowie Finanzen. Coaches unterstützen, beraten und begleiten, haben Verständnis und geben fortlaufend Ermutigung und Lob, geben Struktur, unterstützen bei der Planung und individuellen Zielsetzung, koordinieren die einzelnen Ziele und achten darauf, dass die Ziele erreichbar bleiben. Sie helfen dem Klienten dabei, sich selbst zu organisieren und zu lernen, Prioritäten zu setzen (z. B. mithilfe von Plänen, Agenden, Kalendern, Zeitgeber). Teilweise kann die Aufgabe eines Coaches auch ein Angehöriger, Partner oder Freund übernehmen. Dabei ist es ratsam, dass dieser mit in die Therapie kommt und dort gemeinsam besprochen wird, wie die Unterstützung im Alltag des Betroffenen umgesetzt werden kann. Der ‚Alltags-Coach' (Angehöriger, Freund) sollte sich darüber bewusst sein, welche Aufgaben auf ihn zukommen und welche Fähigkeiten von Nöten sind, um einen Betroffenen erfolgreich zu unterstützen (Tab. 8). Angehörige oder Freunde übernehmen jedoch selten diese Aufgabe, da die Partner häufig bereits durch den Alltag mit dem Betroffenen belastet sind oder man Freunden nicht tiefen Einblick in seine Schwierigkeiten gewähren will.

Tab. 8: Fähigkeiten und Aufgaben, die bei der Unterstützung/dem Coaching von ADHS-Betroffenen beachtet werden müssen

	Fähigkeit/ Aufgabe	Erläuterung
1	Struktur vorgeben	▪ Betroffene haben wenig Struktur und verlieren sich oft in Diskussionen, ohne das eigentliche Ziel zu erreichen. ▪ Der Coach hilft dem Betroffenen, sich zu strukturieren und führt ihn immer wieder zur eigentlichen Aufgabe zurück.
2	Akzeptanz	▪ Wenn der Betroffene die ‚Hausaufgaben' nicht gemacht bzw. nicht vollständig geschafft hat, wird er nicht kritisiert. ▪ Gemeinsam überlegen sie, welche Dinge er erreicht hat und wie die anderen Aufgaben erledigt werden können.
3	Motivieren	▪ Betroffene sehen die Unterstützung oft ambivalent. Auf der einen Seite wissen sie, dass Struktur ihnen helfen wird, auf der anderen Seite haben sie Angst, Misserfolge zu erleben und ihr Gegenüber zu enttäuschen. ▪ Der Coach sollte den Klienten stetig ermutigen, es zu versuchen. Das heißt aber nicht, dass ein Coach nicht auch mal ernste Worte spricht und den Klienten darauf hinweist, dass er sich bemühen und anstrengen muss.
4	Zusammenarbeit mit externen Organisationen	▪ Ein Coach sollte den Betroffenen bei der Organisation und bei bürokratischen Aufgaben unterstützen, die nötig sind, um z. B. Haushaltshilfen zu engagieren, einen Job zu finden oder die berufliche Wiedereingliederung auf den Weg zu bringen.
5	Unterstützung geben	▪ Ein Coach sollte den Betroffenen unterstützen und verständnisvoll sein, aber gleichzeitig auch Grenzen und Pausen setzen können. ▪ Ein Coach nimmt dem Klienten nicht alle Aufgaben ab. Er leitet ihn vielmehr an, die Tätigkeit selbst zu erledigen. Im Laufe der Zeit sollte ein Coach seine praktische Unterstützung zurücknehmen können.

Beispiel:
Das Ziel des Betroffenen ist es, seinen Vorrat an Lebensmitteln, Gewürzen etc. in einem ordentlichen Zustand zu halten. Anfangs räumt der Coach mit dem Klienten gemeinsam auf. Sie überlegen, an welcher Stelle was stehen könnte, und bringen Hinweiszettel an. In den nächsten beiden Wochen kontrollieren Coach und Klient gemeinsam, ob die Vereinbarungen eingehalten wurden. Der Coach weist darauf hin, wenn Dinge nicht ordentlich weggeräumt sind. Die Wochen danach besteht die Aufgabe darin, vor dem Besuch des Coaches zu kontrollieren, ob der Vorrat ordentlich ist. So lernt der Betroffene, Stück für Stück selbst darauf zu achten.

Die Praxis hat gezeigt, dass die Betroffenen Aufgaben besser durchführen können, wenn die Tätigkeiten Spaß machen und anspruchsvoll sind. Das heißt, sie gestalten eine für sie langweilige Aufgabe interessanter, indem sie z. B. während des Putzens ein Hörbuch hören. Sie verbinden ungeliebte Aufgaben mit einem anderen Termin bzw. einer anderen Aktivität, z. B. liegt auf dem Weg zur Freundin ein Supermarkt, auf dem Weg dorthin kann das Leergut weggebracht werden. Sie gehen immer donnerstags zum Sport und nehmen auf diesem Weg den Müll mit zur Mülltonne. In der Therapie lernen sie auch, ihre eigene Aufmerksamkeitsspanne zu erfassen und den Arbeitsplatz so zu organisieren, dass Ablenkungen verringert werden. Mithilfe von optischen und akustischen Erinnerungshilfen trainieren sie ihr Gedächtnis und verringern ihre Vergesslichkeit im Alltag. Zusätzlich werden adäquate und alltagstaugliche Ablage- und Zeitmanagementsysteme erarbeitet.

Hilfreich sind ebenfalls die genaue Festlegung von Zielen sowie eine anschließende Belohnung. Der Therapeut hilft den Betroffenen, sich messbare Ziele zu setzen, nur so können sie den Erfolg auch für sich sehen und spüren. Den meisten Betroffenen fällt es schwer, dabei konkret zu werden. Viele sagen auch, sie können sich nicht belohnen. Belohnen muss für uns Erwachsene auch nicht zwingend heißen, dass man sich etwas kauft. Belohnen kann auch beinhalten, dass man sich selbst lobt, sich einen freien Abend mit seinem Hobby gönnt oder ein positives Feedback des Partners erhält. Im Bereich der Umwelt wirken sich die Unterstützung von Mitmenschen und die Adaption der Umgebung (z. B. Erinnerungshilfen, Struktur des Arbeitsplatzes) positiv auf die Alltagsbewältigung des Betroffenen aus. Aufgaben, die den Klienten nicht interessieren, kann er in Zusammenarbeit mit Mitmenschen und mit dem Gefühl, gebraucht zu werden, besser durchführen.

Ein weiteres Problem bei Erwachsenen mit ADHS, welches mit mangelnder Struktur und fehlender Motivation einhergeht, sind Erledigungsblockaden (Prokrastination). Diese Blockaden können Auswirkungen auf der psychischen, somatischen, sozialen, beruflichen, finanziellen und juristischen Ebene haben. Die Betroffenen sind über längere Zeit nicht in der Lage, wichtige Alltagsaufgaben, zu denen sie eigentlich fähig sind, zu erledigen. In der Therapie werden neben der konkreten Arbeit, d.h. der Erledigung von Aufgaben, wie z.B. das Sortieren von Unterlagen oder das Aufräumen des Schreibtischs vor Hausbesuchen des Therapeuten, auch Aspekte des Verhaltens einbezogen. Verhaltensmuster wie beispielsweise Unruhegefühl, Denkblockaden oder Kompensationsstrategien sind von dem Betroffenen bewusst wahrzunehmen, um einen konstruktiven Umgang damit zu erarbeiten.

Organisationshilfen:

- Terminkalender führen (Buch, digital)
- Tages-, Wochen- und Monatspläne nutzen
- ,To-do'-Listen erstellen
- Erinnerungshilfen: z.B. Handy, PC, Wecker
- feste Zeiten für regelmäßige, wiederkehrende Aufgaben einrichten (z.B. wann wird die Wohnung aufgeräumt, wann werden Postarbeiten erledigt etc.)
- feste Plätze für Gegenstände einrichten (Schlüssel, Handy, aber auch für Dinge wie eingehende Post, Zeitungen usw.)
- Aufgaben in Teilschritte unterteilen und in den Wochenplan integrieren
- wichtige oder dringende Aufgaben zuerst erledigen (Prioritäten setzen, nicht einfach drauf los arbeiten)

Allgemeine Tipps bei Erledigungsblockaden:

- Unterstützung von Mitmenschen nutzen
- Ziele genau festlegen sowie eine anschließende Belohnung
- optische und akustische Erinnerungshilfen
- feste Termine zum Anlass nehmen, um andere Aufgaben ,dranzuheften' → Dinge auf dem Weg erledigen
- ungeliebte Aufgaben mit einem anderen geliebten Termin bzw. einer anderen Aktivität verbinden
- langweilige Aufgabe anspruchsvoller gestalten
- Projekte in mehrere Teilaufgaben aufteilen → einzelne Aufgaben aufschreiben → durchstreichen, abhaken oder farblich markieren, wenn sie geschafft wurden

Tipps für die Partnerschaft:

- gemeinsamen Kalender führen, in dem jeder die Termine des anderen sieht
- Zeit für gemeinsame Besprechung z.B. von Terminen, Wünschen mindestens 1 x pro Woche einplanen
- Zeit zu zweit oder mit der Familie mindestens 1 x pro Woche einplanen, z.B. für gemeinsame Aktivität
- gemeinsames Haushaltsbuch führen

- Tätigkeiten des Haushalts nach Interesse/Neigung aufteilen
- Verwaltungsangelegenheiten (u. a. Rechnungen, Versicherungen) von dem Partner erledigen lassen, der die bessere Übersicht hat und der Rechnungen zuverlässig bezahlt
- Kritik vermeiden, gegenseitig Leistungen anerkennen und Wünsche/ Verbesserungsvorschläge äußern
- wenn die finanziellen Möglichkeiten vorhanden sind und der Haushalt zu vielen Konfliktpunkten führt, ggf. eine Haushaltshilfe einstellen
- Bedürfnisse, Emotionen aufschreiben/visualisieren
- in Situationen, in denen der Klient oder der Partner erregt, wütend oder aufgelöst ist, Diskussionen über Konflikte, Lösungen oder Pläne vermeiden, in dieser Phase ist niemand aufnahmefähig und die Emotionen steigen nur noch mehr

Training zur verbesserten Regulation des Erregungsniveaus

Motorische Hyperaktivität äußert sich bei Erwachsenen mit ADHS in einem Gefühl der inneren Unruhe, in dezenten Fingerbewegungen, dem Spielen mit Stiften sowie der Unfähigkeit, entspannen zu können. Bei Kindern wird in diesem Bereich u. a. das Alert-Programm eingesetzt, dessen Ziel es ist, die Regulierung des Erregungsniveaus zu verbessern. Das Hauptaugenmerk richtet sich darauf, Kindern beim Erlernen der Überwachung, Aufrechterhaltung und Veränderung ihres Wachheitszustandes entsprechend der unterschiedlichen Situationen und Anforderungen im Alltag zu helfen. Um sich wach zu halten, können Strategien verwendet werden, die auf unsere Wahrnehmung erregend wirken, wie z. B. auf einem Pezzi-Ball sitzend die Hausaufgaben machen. Ruhige Musik oder ein Hörbuch kann z. B. dabei helfen, zur Ruhe zu kommen.

Die Grundgedanken und Strategien des auf Kinder ausgelegten Programms sind auch auf die Therapie von Erwachsenen übertragbar. Wie Kinder haben auch Erwachsene ihre eigenen sensomotorischen Strategien, um den eigenen Aufmerksamkeitspegel wach zu halten oder zur Ruhe zu kommen. Zunächst muss der Betroffene lernen, sich selbst besser zu beobachten. Hierfür kann er dokumentieren, wie sein Erregungszustand über den Tag hinweg in verschiedenen Situationen war. Der Ergotherapeut erarbeitet mit dem Betroffenen in der Therapie dann Strategien, wie er im Alltag in bestimmten Situationen wacher oder ruhiger werden kann. Durch die Stimulation der verschiedenen Wahrnehmungsbereiche kann er lernen, ein zu niedriges oder zu hohes Erregungsniveau positiv zu beeinflussen.

Tipp: Strategien, die erregend (aktivierend) oder hemmend (ruhiger werden) bei Ihnen wirken können:

- hartes Bonbon lutschen
- Eisstückchen knabbern oder lutschen
- Kaugummi kauen
- langsam und tief atmen
- heißes oder kaltes Getränk trinken
- auf beweglichen, schaukelnden Stuhl setzen
- einfache Dehnübungen, Yogaübungen machen
- Hände auseinanderziehen
- mit den Beinen wippen
- kalt duschen
- mit einem Stift, einer Büroklammer spielen
- Haustier streicheln
- während des Telefonats mit einem Gegenstand herumspielen/ ihn bewegen
- Termindruck aktiviert

Neben diesen gezielten Strategien sollte auch das Verhältnis von Stress, Aktivität und Ruhe über die Woche verteilt betrachtet werden. Die Betroffenen haben oft ein unausgewogenes Verhältnis von Aktivität und Erholung, können abends nicht abschalten, treiben exzessiv Sport oder schaffen es nicht, den Sport regelmäßig und dauerhaft in ihren Alltag zu integrieren. Der Therapeut überlegt mit dem Betroffenen gemeinsam, welche Aktivitäten ihm helfen sich auszupowern und bei welchen er entspannen kann. Viele können diese Frage nicht beantworten oder haben schon einiges ausprobiert und konnten sich nicht dauerhaft für eins motivieren.

Wie bereits erläutert, zielt Neurofeedback grundsätzlich darauf, die Selbstregulation des Betroffenen zu steigern. Mittels Neurofeedback ist es daher auch möglich, die Hyperaktivität und Impulsivität des Betroffenen zu verbessern. Es gibt in Studien bisher einige Hinweise darauf, dass Neurofeedback gute Erfolge bei den Symptomen Unaufmerksamkeit sowie Impulsivität und mittlere Erfolge bei dem Symptom der Hyperaktivität erzielt. Wenn die Betroffenen sehr angespannt sind, ist es manchmal sinnvoll, ein anderes Biofeedback-Verfahren – z. B. mittels Atem- oder Muskelaktivitäts-Feedback – vor dem eigentlichen Neurofeedback-Training durchzuführen, damit der Betroffene entspannter und ruhiger wird. Durch eine bessere Kontrolle der Impulse kann er Fortschritte im Bereich der sozialen Kompetenzen erzielen und z. B. auch stabilere soziale Kontakte aufbauen.

Training zur Verbesserung der emotionalen Situation

Menschen mit ADHS haben häufig Probleme im Bereich der Emotionalität. Die Betroffenen sind leicht reizbar, wechseln schnell ihre Stimmung und können ihre Affekte nur schwer kontrollieren. Besteht eine ausgeprägte depressive Verstimmung oder liegen weitere psychisch bedingte Komorbiditäten vor, die z. B. aufgrund zahlreicher negativer Erlebnisse der Vergangenheit entstanden sind, ist eine psychotherapeutische Behandlung sinnvoll. Aber auch innerhalb der Ergotherapie werden die psychosozialen und sozioemotionalen Funktionen in die Behandlung einbezogen. Die Ergotherapie ist dabei handlungsorientiert ausgerichtet und setzt nicht rein auf der psychischen Ebene an. Mögliche Ziele können dabei z. B. die Verbesserung der psychischen Belastbarkeit, der Selbstwahrnehmung und -einschätzung sowie der sozialen Interaktion sein. Die Therapie kann hierfür auch in einem Gruppensetting stattfinden. Der Inhalt ist von dem Therapeuten je nach Gruppe zu wählen und kann von gemeinsamen oder einzeln ausgewählten Werkprojekten über interaktionelle Aufgaben bis hin zu gezielten Aufgaben hinsichtlich ihres Krankheitsbildes (z. B. aus dem Training von Lauth und Minsel zum Thema ‚Kommunikation') reichen. Beispielsweise kann das impulsive Verhalten der Betroffenen dazu führen, dass sie sich untereinander und den Therapeuten nicht ausreden lassen. Oder sie kommen in einen starken Redefluss und schweifen sehr weit aus. Der Therapeut muss das Gespräch in der Gruppe daher so führen und strukturieren, dass alle Betroffenen genug Zeit für ihre Ausführungen haben und sie andererseits nicht abschweifen und den roten Faden verlieren. Die Gruppentherapien kommen im stationären oder teilstationären Rahmen (Klinik- oder Reha-Aufenthalte, Tagesklinik) häufiger vor als im ambulanten Rahmen.

Tipp: Interaktionelle Aufgaben

Zielsetzung könnte z. B. das Verbessern der Impulsivität und der Kommunikation sein. Ideen:

- Gesellschaftsspiele
- der Gruppe Problemlösungsaufgaben stellen, die sie gemeinsam lösen müssen

Tipp: Werkprojekte

Zielsetzung könnte z. B. sein, ein strukturiertes Arbeiten zu erlernen und dabei die Impulsivität zu verbessern und die Frustrationstoleranz zu steigern: Arbeitspläne erstellen, Arbeitsplätze ordentlich und vollständig einrichten, Schritt für Schritt vorgehen. Ideen:

- Ablagekasten für den Schreibtisch
- Pinnwand oder Ablagekasten mit separater Vorrichtung für Handy, Schlüssel, Portemonnaie

Tab. 9: Übersicht über Interventionsmöglichkeiten in der Ergotherapie

	Symptome	Interventionsmöglichkeiten
1	Aufmerksamkeits-problematik	▪ Fresh Minder 2 & 3, COGPACK ▪ Attentioner Training ▪ Bio-/Neurofeedback
2	Desorganisiertes Verhalten	▪ Training von Lauth & Minsel ▪ Coaching ▪ Strukturtraining
3	Motorische Hyperaktivität	▪ Alert-Programm, Stimulation der Wahrnehmungsbereiche ▪ Bio-/Neurofeedback
4	Emotionalität	▪ Handlungsorientierte Ausrichtung ▪ Gruppentherapie

Weitere Empfehlungen

Neben den bisher in diesem Ratgeber beschriebenen therapeutischen Methoden (u.a. Medikation und Ergotherapie) gibt es für die Betroffenen noch weitere Möglichkeiten, die ihnen helfen können, mit ihren Defiziten umzugehen. Jeder Betroffene muss für sich persönlich herausfinden, wie er bzw. wodurch er sich einen Ausgleich schaffen kann. Den Betroffenen fällt es oft schwer, zur Ruhe zu kommen oder eine Aktivität zu beginnen, Emotionen zu regulieren oder etwas länger bei einer Aktivität durchzuhalten. Es empfiehlt sich, einen sportlichen Ausgleich zu suchen. Dabei hilft dem einen Kampfsport, Gerätetraining, Fußball, Tanzen oder Joggen, dem anderen dagegen Yoga, Pilates, Tai Chi oder auch Meditation. Manche finden ihre Ruhe auch im Pflegen des eigenen Gartens, beim Baden oder beim Zeichnen.

Das routinemäßige Durchführen einer Aktivität bietet etwas Struktur im Tag bzw. der Woche und führt zu einer Regulation des Erregungsniveaus. Die Betroffenen sind stolz, dass sie etwas durchhalten, ziehen Kraft daraus und können teilweise Alltagsprobleme besser verarbeiten.

Fall 1

Klient Beschreibung:

- Herr M., 42 Jahre alt, ledig, 1 Tochter (kein Kontakt)
- Diagnose ADHS mit 24 Jahren gestellt
- Hochbegabt (6. Klasse festgestellt), seitdem keine Hausaufgaben gemacht, nicht gelernt
- Abgeschlossenes BWL-Studium
- Wechselnde Jobs, oft umgezogen, seit 1 Jahr arbeitslos
- Größtes Problem: Prokrastination (Aufschieberei)
- Medikation: Amphetamin-Saft, zeitweise Ritalin/Medikinet® bei Aufgaben, die Konzentration erfordern

Hr. M. wurde im November in der Ergotherapie vorstellig. Es stört ihn zwar, dass er immer Dinge aufschiebt, aber ansonsten belastet ihn diese Tatsache emotional nicht. Wenn er über seine Gefühle zum Nichterledigen oder Aufschieben von Aufgaben nachdenkt, tauchen nur neutrale Gedanken auf, wie z. B. „hast du nicht gemacht, kannst du später machen", „stört dich ja nicht, ob du die Fahrkostenabrechnung diesen oder nächsten Monat machst, ist egal", „Bewerbungen kannst du auch wann anders schreiben, Geld bekommst du ja ausreichend von deinen Eltern", „naja, so bin ich eben".

Hr. M. wollte sein Problem ernsthaft angehen, da er einsah, dass er nicht sein restliches Leben immer Aufgaben vor sich her schieben kann. Im Beruf, wenn Zeitdruck da ist, kam es zu Problemen, daher hat er auch seine Arbeit verloren. Sein Ziel ist es, wieder die Kontrolle über seinen Alltag zu haben. Im Moment lässt er sich ‚treiben', macht die Dinge, auf die er Lust hat, erledigt im Haushalt nur das Nötigste. Der Müll wird z. B. runtergebracht, wenn er anfängt zu schimmeln, oder eine Rechnung wird bezahlt, wenn die erste Mahnung kommt. Auch hätte er gerne wieder Kontakt zu seiner 16-jährigen Tochter. Die Mutter und er hatten sich kurz nach der Geburt getrennt, da ein Zusammenleben nicht möglich war. Seither hatte er immer nur kurze Beziehungen und konnte nie eine dauerhafte Partnerschaft aufbauen. Als die Tochter ca. 5 Jahre alt war, wollte die Mutter nicht mehr, dass Hr. M. Kontakt zu seiner Tochter hat. Er hat sie oft versetzt, Versprechungen über Geschenke nicht eingelöst und sich nur unregelmäßig gemeldet. Da er schon damals einsah, dass dies für seine Tochter nicht gut war, hat er den Kontakt lieber ganz abgebrochen. Jetzt will Hr. M. zunächst sein Leben sortieren und einen Job finden, bevor er wieder Kontakt zu seiner Tochter aufnimmt. Seine Sorge ist zu groß, dass sie zu enttäuscht von ihm sein könnte, wenn er wieder versagt.

1. Therapieeinheit

In der ersten Therapieeinheit wurde ein ausführliches Anamnesegespräch geführt. Die Therapeutin erfasst die Defizite und Kompetenzen von Hrn. M. und verschaffte sich einen Überblick über seinen bisherigen Krankheitsverlauf. Mithilfe eines semistrukturierten Interviews des COPM erarbeitete die Therapeutin zusammen mit Hrn. M. seine Defizite in den verschiedenen Bereichen und legte fest, worauf der Schwerpunkt in der Therapie gelegt werden sollte. Hr. M. gab neben der Prokrastination auch Schwierigkeiten in der Zeiteinteilung sowie der Konzentration an. Letzteres belastet ihn zurzeit jedoch kaum. Da er arbeitslos sei, müsse er sich zurzeit nicht auf schwierige Aufgaben konzentrieren. Bei seinem letzten Job sei es ihm in einem Großraumbüro schwergefallen, sich nicht ablenken zu lassen und sich über längere Zeit zu konzentrieren.

Die Ziele in der Ergotherapie lagen für Hrn. M. daher in der Verringerung der Prokrastination sowie in der verbesserten Zeitwahrnehmung und -einteilung. Da er schnellstmöglich wieder arbeiten gehen möchte, wird – wenn auch nicht schwerpunktmäßig – das Ziel, die Konzentration zu verbessern, ebenfalls mit in die Therapie einbezogen. Hrn. M. fiel es schwer, seine Ziele zu konkretisieren. Die Prokrastination betrifft nahezu alle Lebensbereiche. Er wolle dies nicht auf einen Bereich oder auf eine Tätigkeit beschränken, sondern generell weniger Aufgaben aufschieben.

Gemeinsam wurde die erste Wochenaufgabe erarbeitet:
Bis zur nächsten Stunde fertigt Hr. M. eine Liste seiner unerledigten Aufgaben und eine Liste der Tätigkeiten an, die er oft aufschiebt.

2. Therapieeinheit

Hr. M. erschien pünktlich zur zweiten Therapieeinheit. Darauf war er nach eigenen Angaben stolz, da er befürchtet hatte, wieder mal zu wenig Zeit eingeplant zu haben.

Er entschuldigte sich jedoch, dass er die geforderten Listen nicht angefertigt habe. Zunächst habe er sich gesagt, naja die nächste Therapieeinheit ist ja erst in einer Woche. Dann habe er es zwischendurch vergessen, Sport und Essen kochen sind dazwischen gekommen. Einerseits war ihm klar, warum er die Liste erstellen sollte, andererseits hatte er die Punkte ja eh im Kopf. Es zeigte sich für ihn keine Konsequenz auf, wenn er es nicht macht.

Nun erstellte Hr. M. während der Therapiestunde die beiden Listen. Dabei zeigte sich, dass die Tätigkeiten, die er immer aufschiebt, größtenteils auch die sind, die er im Moment als unerledigt bezeichnen würde. Daneben gab es noch ein paar unerledigte einmalige Aufgaben, wie z.B. einen Zahnarzttermin zur Kontrolle zu vereinbaren. Da die Anfertigung dieser Liste viel Zeit in Anspruch genommen hatte, blieben für die Besprechung der Liste nur noch 20 Minuten übrig, was Hrn. M. ärgerte.

Aus der Liste wurden zwei Aufgabenbereiche ausgewählt, die als Projekte bzw. Ziele für die nächste Zeit dienen sollten. Konkret wollte er als Erstes an seiner privaten Buchführung arbeiten. Für die nächste Stunde stellte sich Hr. M. die Aufgabe, genau aufzuschreiben, was er hinsichtlich seiner Buchführung ändern möchte. Dafür sollte er sich in sein Büro setzen und jede noch so kleine Aufgabe aufschreiben, damit sie sich gemeinsam einen Überblick über den Umfang des Projektes ‚Buchführung' machen konnten.

3. Therapieeinheit

Hr. M. erschien pünktlich zur Therapie und hatte eine Liste erstellt (s. Kasten). Gemeinsam wurde überlegt, zu welchen Tageszeiten Hr. M. Zeit für Schreibtischarbeit einplanen könnte. Dieses Zeitfenster sollte er mit einer anderen Aktivität verknüpfen, sodass die unangenehme Schreibtischarbeit mit einer etwas angenehmeren Aktivität in Zusammenhang steht.

Buchführung:

- *Einmalige Rechnungen bezahlen*
- *Daueraufträge kontrollieren*
- *Ordner neu strukturieren: thematisch mit Unterkategorien/ Laschen; aussortieren, was veraltet ist und ggf. in den Keller stellen*
- *Haushaltsbuch für tägliche Ausgaben anlegen*
- *Finanzplan aufstellen: Einnahmen und Ausgaben*
- *Ablagekästen kaufen*
- *Steuern*

Hr. M. überlegte, dass er sich direkt nach dem Sport morgens um 9 Uhr für 30 Minuten an den Schreibtisch setzen könne und im Anschluss frühstücke. Um diese Struktur festzuhalten, trug Hr. M. es in seinen Terminkalender ein bzw. fertigte einen Wochenplan an.

Die Therapeutin schlug vor, dass er sich ein Ziel setzen sollte, wie oft er diesen Plan bis zur nächsten Therapieeinheit einhalten kann und dass er sich eine Konsequenz bei Nichterreichen des Ziels setzen sollte. Hr. M. war optimistisch, er wollte es 6 von 7 Mal schaffen. Eine Konsequenz brauche er nicht, da er mit der emotionalen Ebene von Belohnung und Bestrafung nichts anfangen könne.

WOCHENPLAN

Datum:

Woche 1

Aktuelle Projekte:
- Buchführung
- Haushaltsführung

Montag	Dienstag	Mittwoch
7:30 Joggen 8:30 Duschen 9:00 ‚Büro' 9:30 Frühstück	7:30 Joggen 8:30 Duschen 9:00 ‚Büro' 9:30 Frühstück	7:30 Joggen 8:30 Duschen 9:00 ‚Büro' 9:30 Frühstück
	Zw. 12:00-15:00 Uhr Heizungsableser	

4. Therapieeinheit

Hr. M. hat nur einmal am Schreibtisch gearbeitet. Die Tasche mit der Dokumentation aus der letzten Stunde hatte er nicht aufgemacht. Bei der Schreibtischarbeit habe er eine dringende Rechnung bezahlt und ein Schreiben seiner Krankenkasse gefunden, das er schnellstmöglich beantworten müsse. Er sah ein, dass das Ziel 6 von 7 zu hoch war und er sich die Schreibtischzeiten nicht ernsthaft vorgenommen hatte. Er bemerke oft nicht, dass er abschweife, und wenn er es dann bemerke, sei er schon tief in irgendeiner unwichtigen Aktivität, wie z. B. fernsehen, versunken. Um gezielt daran zu arbeiten, schlug ihm die Therapeutin folgende Aufgabe vor: Hr. M. soll ganz gezielt eine Aktivität wie z. B. Schreibtisch aufräumen durchführen und sich dabei streng beobachten. Immer wenn er merkt, dass er abschweift, soll

WOCHENPLAN

Datum:

Woche 2

Aktuelle Projekte:
- Buchführung
- Haushaltsführung

Montag	Dienstag	Mittwoch
7:30 Joggen 8:30 Duschen 9:00 ‚Büro' → Schreibtisch aufräumen 9:30 Frühstück	7:30 Joggen 8:30 Duschen 9:00 ‚Büro' → Schreibtisch weiter aufräumen bzw. putzen 9:30 Frühstück	7:30 Joggen 8:30 Duschen 9:00 ‚Büro' → Brief an KK ausfüllen 9:30 Frühstück
18:00 Mail	18:00 Mail	11:00 Termin Arbeitsamt 18:00 Mail

Donnerstag	Freitag	Samstag	Sonntag
7:30 Joggen 8:30 Duschen 9:00 ‚Büro' 9:30 Frühstück	7:30 Joggen 8:30 Duschen 9:00 ‚Büro' 9:30 Frühstück	9:00 Joggen 10:00 Duschen 10:30 Frühstück 11:00 ‚Büro'	Ausschlafen Frühstück Ca. 10:00 Joggen 11:00 Duschen Ca. 11:30 ‚Büro'
15:00 Psychiater (Ergo-Rezept ändern lassen)			

er einen Strich machen und sich selbst zur Aufgabe zurück führen. Dieses Vorgehen soll seine Aufmerksamkeit schulen und seine Achtsamkeit auf sein eigenes Handeln verbessern.

Gemeinsam wählten sie eine kleine Aktivität innerhalb seiner täglichen Büroarbeit für jeden Tag aus und notierten sie im Wochenplan der kommenden Woche. Zusätzlich soll Hr. M. der Therapeutin immer bis spätestens 18 Uhr eine E-Mail schreiben, ob er die Aktivität durchgeführt hat und wie es funktioniert hat.

Da bis zum Ende der Therapieeinheit noch Zeit übrig war, führte die Therapeutin Hrn. M. in Konzentrationsaufgaben am Computer ein. Sie wählte die Aufgabe ‚Augenzeuge' aus dem Programm COGPACK aus. Hrn. M. fiel es schwer, seine Aufmerksamkeit die ganze Zeit bei der Szene zu halten, und er hatte keine Idee, wie er sich die Einzelheiten merken sollte. Gemeinsam erarbeiteten sie eine Strategie,

Donnerstag	Freitag	Samstag	Sonntag
7:30 Joggen 8:30 Duschen 9:00 ‚Büro' → Brief an KK zur Post bringen, Briefmarken kaufen 9:30 Frühstück	7:30 Joggen 8:30 Duschen 9:00 ‚Büro' → Tabelle für Haushaltsbuch in Excel erstellen 9:30 Frühstück	9:00 Joggen 10:00 Duschen 10:30 Frühstück 11:00 Büro' → Haushaltsbuch führen über Ausgaben dieser Woche	Ausschlafen Frühstück Ca. 10:00 Joggen Ca. 11:30 ‚Büro' → nicht erledigte Aufgaben der Woche beenden
18:00 Mail	18:00 Mail	15:00 Geburtstag der Oma 18:00 Mail	18:00 Mail

bei der er die Einzelheiten in Kategorien einteilte und so Schritt für Schritt die Anzahl der zu merkenden Kategorien erweiterte. Hr. M. stellte fest, dass er mit dieser Aufgabe auch seine Disziplin trainieren kann, indem er lernt, sich an die Strategie und ihren schrittweisen Aufbau zu halten und nicht „einfach drauf los arbeitet".

In den nächsten Einheiten testeten sie verschiedene Strategien aus, um herauszufinden, welche für Hrn. M. am besten umzusetzen ist:

- Statt einzelne Aufgaben zu planen, täglich zwei 25-minütige Einheiten mit 1 Tag Wochenendpause
- E-Mail-Bestätigung um 12:00 oder um 18:00 Uhr schreiben
- An jedem Tag mehrere Aufgaben planen, 3 erledigen und abhaken, was geschafft wurde, dabei den Umfang der Aufgaben steigern
- Feste Zeiten einplanen, zu denen er sich an den Schreibtisch setzt, aufräumt etc., z. B. immer nach dem Sport

Letztlich erwies sich die Strategie, dass er sich mehrere Aufgaben für den Tag einplant und mindestens 3 davon erledigt, als die effektivste.

Hr. M. schrieb sich einen Wochenplan, in dem er feste Termine wie z. B. Arztbesuch, Therapien, Bewerbungstraining und zusätzlich zu erledigende Aufgaben eintrug. Dabei wies er den Aufgaben keine genauen Zeiten zu, sodass er sie flexibel während des Tages bearbeiten konnte. Er markierte sich die dringenden bzw. unbedingt an dem Tag zu erledigenden Aufgaben. Zwar musste er sich immer noch bewusst dazu anhalten, die Aufgaben anzugehen. Zu diesem Zeitpunkt der Therapie hatte er aber eine Grundstruktur in seine Buchführung gebracht. Er hat seine Ordner umstrukturiert, heftet nun alles an den entsprechenden Stellen ab. Außerdem hat er ein Ablagesystem für seinen Schreibtisch eingerichtet.
Das konsequente Führen des Haushaltsbuches fällt ihm noch schwer und er vergisst oft, die Ausgaben einzutragen. Um dieses Problem besser in den Griff zu bekommen, hat er eine App auf seinem Handy installiert. Dort trägt er spontane Ausgaben, bei denen er oft vergisst, einen Kassenbon mitzunehmen, wie z. B. Kaffee trinken, direkt ein.
Die ersten 4 Monate schrieb er der Therapeutin abends eine Bestätigungs-Mail, inwiefern er sein Tagesziel erfüllt hatte. Nach dieser Zeit benötigte er diese Kontrolle nicht mehr und konnte sich selbst dazu anhalten, die Aufgaben zu erledigen.

Neben der Strukturierung der Buchführung wurde an seiner Haushaltsführung gearbeitet. Hier konnte er schneller Routinen entwickeln als im Bereich der Buchführung.

Bis Hr. M. wieder eine Arbeit fand, dauerte es aufgrund einer schwierigen Jobsuche und Hindernissen bei Vorstellungsgesprächen und Probearbeiten noch 1,5 Jahre. Seine Tochter sieht Hr. M. inzwischen regelmäßig einmal im Monat.

Fall 2

Klientin Beschreibung:

- Frau B., 29 Jahre alt, verheiratet, 1 Tochter, 1 Sohn (ADHS)
- Fachverkäuferin in einer Zoohandlung (4 Stunden pro Tag), wurde vor 3 Monaten gekündigt (Gründe: zu langsames Arbeitstempo, vergaß zwischendurch zur Kasse zu gehen, verlor sich oft in Tätigkeiten)
- Bedingt durch Berufstätigkeit des Ehemanns häufig umgezogen
- Ehemann unterstützt sie sehr
- Medikation: 40 mg Medikinet® retard morgens, möchte von den Medikamenten weg

Fr. B. war nervlich am Ende und lies sich stationär wegen akuter Erschöpfung behandeln. Nach dem dreiwöchigen stationären Aufenthalt in einer Psychiatrie ging es ihr zwar etwas besser, jedoch sah sie sich nach der Entlassung mit den Anforderungen des Alltags überfordert. Deshalb verordnete ihr ihr Arzt Ergotherapie. Ihre 14-jährige Tochter benötigt bezogen auf die Schule nur wenig Unterstützung, sie ist eine fleißige, selbstbewusste und in der Klassengemeinschaft gut integrierte Schülerin. Sie merkt schnell, wenn es ihrer Mutter nicht gut geht, und versucht sie zu unterstützen. Fr. B. bedrückt dies, da sie ihre Tochter nicht mit ihren eigenen Problemen belasten möchte. Ihr 9-jähriger Sohn hingegen benötigt viel Unterstützung. Er besucht die dritte Klasse einer Grundschule, muss zweimal die Woche zum Fußball und einmal die Woche zur Ergotherapie gefahren werden. In der Schule kommt es aufgrund seiner geringen Aufmerksamkeitsspanne, einer niedrigen Impulskontrolle und eines geringen Selbstbewusstseins zu Schwierigkeiten. Ihr Ehemann arbeitet Vollzeit, versucht ihr aber nach Feierabend bzw. am Wochenende Haushaltsaufgaben abzunehmen. Er ist ihr eine große Stütze und sagt ihr immer, er liebe ihre chaotische Art und möchte gar nicht, dass immer alles nach Plan läuft. Zwar merkt er auch, dass es ihr zurzeit schlecht geht, weiß sich aber nicht zu helfen.

1. Therapieeinheit

In der ersten Therapieeinheit berichtete Fr. B. ausführlich von ihrem Alltag. Dabei erzählte sie im Wesentlichen von Dingen, die nicht funktionierten. Mit Unterstützung der Therapeutin konnte sie im Laufe des Gesprächs aber auch persönliche Stärken und berufliche Kompetenzen benennen. Ferner berichtete sie, dass sie sich nach dem Klinikaufenthalt, auch wenn sie zurzeit nicht arbeite, eine relativ strukturierte Woche eingerichtet habe. Als sie noch berufstätig war, sei die Haushaltsführung und Organisation der Freizeitaktivitäten der Kinder oft chaotisch und mit Hektik verbunden gewesen. Durch die Medien und ihren behandelnden Psychiater sei sie auf die Neurofeedback-Therapie aufmerksam geworden. Daher war es ihr ein Anliegen, zu erfahren, ob Neurofeedback etwas für sie sei bzw. bei ihren Defiziten Verbesserung bringen würde.

Auf die Frage, was sie in ihrem Alltag verbessern möchte, antwortete Fr. B.: „Ich möchte mich besser konzentrieren können, d. h. zum einen länger an einer Aufgabe dranbleiben können und zum anderen aufmerksamer für meine Umgebung sein. Da ich oft in einer Aufgabe versinke, träume ich weg und nehme relevante Reize in meiner Umgebung nicht wahr." Auf der Arbeit sei auch problematisch gewesen, dass sie recht langsam arbeite. Sie denke ständig an viele Dinge gleichzeitig und müsse viel Kraft aufwenden, ihre Aufmerksamkeit bei einer Tätigkeit zu halten. Die Therapeutin vermittelte, dass Neurofeedback durchaus eine Möglichkeit ist, die Aufmerksamkeit zu verbessern. Sie gab Fr. B. Informationsmaterial mit, in dem die Neurofeedback-Therapie und deren Ablauf beschrieben werden. Sie weist Fr. B. darauf hin, dass Neurofeedback keine schnellen Erfolge bringt und die Therapie je nach Frequenz ca. 20-40 Sitzungen dauern kann.

2. bis 3. Therapieeinheit

Die nächsten beiden Therapieeinheiten dienten der Therapeutin dazu, sich ein Bild von Fr. B. zu machen. Sie gab Fr. B. verschiedene Konzentrations- und Merkfähigkeitsaufgaben, um herauszufinden, wie sie sich in verschiedenen Situationen verhält. Dabei beobachtete sie Konzentrationsleistung, Frustrationstoleranz und die Herangehensweise an neue Aufgaben. Um herauszufinden, wie Fr. B. Probleme und kniffelige Aufgaben löst, zog sie außerdem Logik-Rätsel und Problemlöse-Aufgaben heran. Fr. B. ließ sich schnell durch die Therapeutin ablenken und benötigte häufig Pausen. Dabei kam es vermehrt zu Fehlern, worüber sie sich sehr ärgerte. Sie benötigte dann immer wieder etwas Zeit, um sich zu beruhigen und die Aufgabe ohne Hektik weiter zu bearbeiten. Ihre Stärken lagen im Problemlöseverhalten und im Entwickeln von Strategien. Wenn sie sich nicht ablenken ließ, entwickelte Fr. B. gute Lösungsstrategien und löste die Aufgaben, ohne sich zu verzetteln.

4. Therapieeinheit

In der 4. Therapieeinheit wurde eine Konzentrationstestung durchgeführt. Die Ergebnisse können mit einer erneuten Testung am Ende der Neurofeedback-Therapie verglichen werden.

Darstellung der weiteren ergotherapeutischen Behandlung

In den nächsten Wochen kam Fr. B. zur Neurofeedback-Therapie. Anfangs, d. h. in den ersten 8 Wochen, arbeiteten sie in einem Rhythmus von 2 Therapieeinheiten pro Woche, danach reduzierten sie diese auf 1x pro Woche. Die höhere Frequenz am Anfang erleichterte Fr. B. das Lernen. Bei Fr. B. wurde ein Theta-SMR-Training durchgeführt. Dabei war das Ziel, Theta zu reduzieren und SMR zu erhöhen. In der ersten Zeit konnte sie nicht beschreiben, was passiert, und hatte das Gefühl, es geschehe ohne ihr Zutun. Nach ca. 9 Therapieeinheiten berichtete sie, dass Theta immer dann hoch ist, wenn sie gedanklich abschweift und nicht den Film verfolgt, sondern an viele andere Dinge denkt. Sie konnte nicht genau schildern, wie sie es schafft, Theta unten zu halten, am ehesten würde sie es so beschreiben: ‚Ich versuche an nichts zu denken und alle Gedanken, die kommen, zur Seite zu schieben. Das ist recht anstrengend, ich bin danach erschöpft und auch etwas müde. Das ist aber nicht die Art von Müdigkeit und Erschöpfung, die man nach der Arbeit oder vor dem Schlafengehen hat, sondern eher ein Gefühl von geistiger Ruhe und Angestrengtheit. Was auch deutlich ist, immer wenn ich mich ärgere, dass es nicht klappt, geht Theta erst recht hoch. Wenn ich mich hingegen lobe, bleibt es oft ein bisschen länger unten'. Nach 35 Mal Neurofeedback wurde die Therapie beendet.

Fr. B. ist es gelungen, mithilfe des Theta- und SMR-Trainings ihre Konzentrationsleistung im Alltag zu verbessern. Sie merkt dies z. B. daran, dass sie ihre täglichen Aufgaben schneller erledigt, dadurch mehr Zeit hat und nicht mehr so gestresst ist. Wenn sie beispielsweise die Wohnung staubsaugt, bleibt sie bei dieser Aufgabe bis zum Ende und lässt sich nicht von Dingen ablenken, die herumliegen. Zudem ist sie im Umgang mit ihrem Sohn geduldiger geworden, was sich positiv auf dessen Verhalten auswirkt. Seit Kurzem hilft sie auch in der Nachmittagsbetreuung der Schule. Sie ist stolz auf sich, dass sie drei Stunden am Stück durchhält. Ihr nächstes Ziel besteht darin, wieder eine Arbeitsstelle zu finden.

Anhang

Anhang 1: DSM-V*

DSM-V (American Psychiatric Association 2013, S. 59-60)
Aufmerksamkeits-Defizit/Hyperaktivität Störung
Diagnose Kriterien

Ein anhaltendes Muster von Unaufmerksamkeit und/oder Hyperaktivität – Impulsivität, das die Arbeit oder Entwicklung beeinträchtigt, wird wie (1) und/oder (2) charakterisiert.

Sechs (oder mehr) der folgenden Symptome müssen über einen Zeitraum von mindestens sechs Monaten in einem Ausmaß bestehen, das der Entwicklungsstufe widerspricht und das direkte negative Auswirkungen auf die soziale und berufliche Aktivität hat.

Hinweis: Die Symptome sind nicht allein eine Manifestation von oppositionellem Verhalten, Trotz, Anfeindung oder dem Unvermögen, Aufgaben oder Anweisungen zu verstehen. Für ältere Jugendliche und Erwachsene (ab 17 Jahre) müssen 5 der Symptome erfüllt sein.

1. **Unaufmerksamkeit:**

- Beachtet häufig Einzelheiten nicht oder macht Flüchtigkeitsfehler bei Hausaufgaben, auf der Arbeit oder während anderer Aktivitäten.
- Hat oft Schwierigkeiten, die Aufmerksamkeit bei Aufgaben oder beim Spielen aufrechtzuerhalten.
- Scheint häufig nicht zuzuhören, wenn er/sie direkt angesprochen wird.
- Folgt einer Anweisung oft nicht bis zum Ende und scheitert dabei, Hausaufgaben, Hausarbeiten oder Aufgaben auf der Arbeit zu beenden.
- Hat häufig Schwierigkeiten, Aufgaben und Aktivitäten zu organisieren.
- Vermeidet bzw. verhält sich zögerlich bei Aufgaben, die ausdauernde geistige Leistung erfordern.
- Verliert häufig Gegenstände, die für Aktivitäten und Aufgaben benötigt werden.
- Lässt sich häufig leicht durch äußere Reize ablenken (bei älteren Jugendlichen und Erwachsenen auch in Gedanken versunken sein).
- Ist bei Alltagsaktivitäten häufig vergesslich.

---

* von der Autorin übersetzt und inhaltlich zusammengefasst

2. Hyperaktivität – Impulsivität:

- Zappelt häufig mit Händen oder Füßen und rutscht auf dem Stuhl herum.
- Steht häufig in der Klasse oder in anderen Situationen, in denen sitzen bleiben erwartet wird, auf.
- Läuft häufig herum oder klettert exzessiv in Situationen, in denen dies unpassend ist (Hinweis: bei älteren Jugendlichen oder Erwachsenen kann dies auf ein subjektives Unruhegefühl beschränkt bleiben).
- Oft unfähig, sich beim Spielen oder in arbeitsfreier Zeit ruhig zu verhalten.
- Ist häufig ‚auf Achse' oder handelt oftmals, als wäre sie/er getrieben.
- Redet häufig übermäßig viel.
- Platzt häufig mit den Antworten heraus, bevor die Frage zu Ende gestellt wurde.
- Kann nur schwer warten, bis sie/er an der Reihe ist.
- Unterbricht und stört andere häufig; platzt z. B. in Gespräche oder Spiele anderer hinein.

A. Mehrere Symptome von Unaufmerksamkeit oder Hyperaktivität – Impulsivität waren schon vor dem 12. Lebensjahr vorhanden.

B. Mehrere Symptome von Unaufmerksamkeit oder Hyperaktivität – Impulsivität treten in zwei oder mehr Lebensbereichen auf (z. B. zu Hause, Schule, Arbeit, Freizeit).

C. Es ist klar zu erkennen, dass sich die Symptome negativ auf die Qualität der Leistungsfähigkeit im sozialen, schulischen oder beruflichen Umfeld auswirken.

D. Die Symptome treten nicht ausschließlich während einer Schizophrenie oder anderen psychischen Funktionsstörungen auf und sind nicht durch eine andere psychische Störung oder medizinische Erkrankung erklärbar.

Anhang 2: Allgemeine Tipps

- Zerlegen Sie Aufgaben in kleine Schritte.
- Schreiben Sie wichtige Dinge auf (z. B. auf Karteikarte, Klebezettel), deponieren Sie die Notizen an einer zuvor festgelegten Stelle, z. B. an der Wohnungstür, am Kühlschrank, am Spiegel.
- Organisieren Sie Ihren Arbeitsplatz übersichtlich, sodass Sie nicht lange nach Dokumenten etc. suchen müssen. Verwenden Sie dafür ein konsequentes System, z. B. mit Ablagekästen, Karteikarten, Farbcodes und Ordnern.
- Nutzen Sie einen Terminplaner und schreiben Sie Aufgaben und Termine sofort darin auf. Gewöhnen Sie sich an, zu festen Zeiten mehrmals am Tag in Ihren Kalender zu schauen.
- Bauen Sie sich Routinen und Rituale auf und halten Sie für bestimmte Aktivitäten feste Zeiten ein.
- Suchen Sie sich eine Sportart, bei der Sie Spannung abbauen können.
- Planen Sie im Voraus und setzen Sie Prioritäten (was ist dringend und wichtig, was kann warten).
- Schieben Sie nichts auf, erledigen Sie Dinge sofort.
- Schaffen Sie sich eine Balance zwischen Arbeit, Aktivität und Entspannung. Belohnen Sie sich, indem Sie Dinge unternehmen, die Ihnen Spaß machen.
- Akzeptieren Sie auftretende Stimmungsschwankungen und grübeln Sie nicht darüber nach. Dieser Zustand geht vorüber.
- Informieren Sie Menschen, die Ihnen in Ihrem privaten und beruflichen Umfeld wichtig sind, über Ihre Ziele. So können diese Sie unterstützen. Manchmal reicht es schon, wenn Sie jemandem davon erzählen oder er zu Beginn eine leicht kontrollierende Position einnimmt.
- Nutzen Sie die Unterstützung von Mitmenschen – in Zusammenarbeit mit Menschen ist die Bewältigung von Aufgaben oft leichter.
- Belohnen Sie sich regelmäßig für Erfolge.
- Gestalten Sie unangenehme Aufgaben so, dass Sie Spaß machen und anspruchsvoll sind.

Anhang 3: Selbsthilfegruppen

Stand: August 2016

Allgemeine Informationen und Recherchemöglichkeiten finden Sie hier:
www.adhs-deutschland.de
www.nakos.de

Selbsthilfegruppen in Ihrem Bundesland (RG = Regionalgruppen)

Baden-Württemberg

- RG Stuttgart, so-n@gmx.de, haffner@aqui.ag
- RG Ostfildern, buk.fuchs@gmx.de
- RG Böblingen, metuw@weg.de
- RG Nürtingen, gesprächskreis-net @mail.de
- RG Heilbronn, gistr6@versanet.de, cordu.stoelzel@t-online.de

Bayern

- RG München, ads.selbsthilfe.muenchen @gmail.com, streif@therapaed.de, cordes-heilpaedagogik@gmx.de
- RG Augsburg, adhs-shg-augsburg @mnet-online.de
- RG Bad Kissingen, theresia.mazur @web.de, joerg@woeltche.de

Berlin/Brandenburg

- RG Berlin-Charlottenburg, a-z.adhs@berlin.de
- RG Potsdam, cadeaf@web.de

Bremen

- RG Bremen, adhs.shg.erwachsene. bremen@gmail.com

Hamburg

- RG Hamburg-Altona, k.meyerestorf @googlemail.com, nicole.rebitzki @gmx.de
- RG Hamburg-Ohlsdorf, info @erwachsene-ads.de
- RG Hamburg-Mitte, shg.hamburg-mitte @adhs-deutschland.de

Hessen & Rheinland-Pfalz

- RG Brechen, adlerfliegen@web.de
- RG Frankfurt, info@ads-hyperaktivitaet.de
- RG Dieburg, adhs-dadi@web.de, cl-pasewalk@gmx.de
- RG Großkrotzenburg, info@adhs-erwachsene.eu

Mecklenburg-Vorpommern

- RG Stockelsdorf, adhsstockelsdorf @yahoo.de

Niedersachsen

- RG Braunschweig, C. Fricke@kabelmail.de
- RG Buxtehude, adhs-buxtehude@gmx.de
- RG Garbsen, hendricks.elvira @googlemail.com
- RG Goslar, r.wendorff@web.de, k.kaps@web.de

NRW

- RG Aachen, info@adhs-nrw.de
- RG Lüdenscheid, anyberg@web.de, http://www.shg-wellenreiter.de
- RG Duisburg, adhs@thomas-dereser.de, thomas.schink@web.de, http://www.alles-doch-halb-so-schlimm.de
- RG Hemer, heikevongymnich @t-online.de, thiel-silvia@t-online.de
- RG Köln, shg-adhs@knudsen-online.com,
- RG Mönchengladbach, becker_ahren s@web.de, www.ads-lichtblicke.de
- RG Münster, michael@ads-muenster.de, markus@ads-muenster.de, http://www. ads-muenster.de

Saarland
- RG Saarbrücken, abroeren@gmx.net
- RG Pirmasens, rheringer@arcor.de

Sachsen & Sachsen-Anhalt
- RG Gera, schenkfelix@yahoo.de
- RG Sassenburg, rg.sassenburg@adhs-deutschland.de

Schleswig-Holstein
- RG Norderstedt, erwachsene@adhsnorderstedt.de
- RG Flensburg, carolakliemek@web.de
- RG Geesthacht, MarenWenk@gmx.de, adhs.geesthacht@yahoo.de

Anhang 4: Abkürzungsverzeichnis

ADHS	Aufmerksamkeitsdefizit-/Hyperaktivitätsstörung
ADS	Aufmerksamkeitsdefizit-Störung
COPM	Canadian Occupational Performance Measure
D2	Aufmerksamkeits-Belastungs-Test
DCS	Diagnosticum für Cerebralschädigung
DGPPN	Deutsche Gesellschaft für Psychiatrie, Psychotherapie und Nervenheilkunde
DSM	Diagnostic and Statistical Manual of Mental Disorders, Diagnostisches und Statistisches Handbuch Psychischer Störungen
DVE	Deutscher Verband der Ergotherapeuten e.V.
EBP	evidenzbasierte Praxis
EEG	Elektroenzephalografie
ICD	Internationale statistische Klassifikation der Krankheiten und verwandter Gesundheitsprobleme
ICF	Internationale Klassifikation der Funktionsfähigkeit, Behinderung und Gesundheit
KLT-R	Konzentrations-Leistungs-Test, revidierte Fassung
MCD	Minimal cerebral Dysfunction, Minimale cerebrale Dysfunktion
SGB	Sozialgesetzbuch
SCP	Slow Cortical Potenzials
TAP	Testbatterie zur Aufmerksamkeitsprüfung
VLMT	Verbaler Lern- und Merkfähigkeitstest
WHO	World Health Organization, Weltgesundheitsorganisation

Bücherliste

- **Doris Ryffel-Rawak: ADHS bei Frauen – den Gefühlen ausgeliefert.**
  ISBN: 9783456843827; Dieses Buch schildert das Schicksal von 16 Frauen, die die traurige Erfahrung machen, dass viel Lebenszeit verloren geht, bis endlich die korrekte Diagnose ADHS gestellt wird und sie die richtige Behandlung, Medikation, Psychotherapie und Coaching erhalten. Es richtet einen spezifischen Blick auf die Besonderheiten von Frauen mit AD(H)S in den verschiedenen Altersklassen (vom Mädchen über die Frau in den Zwanzigern, Dreißigern und Vierzigern bzw. ab dem 50. Lebensjahr).

- **Astrid Neuy-Bartmann: ADS – Erfolgreiche Strategien für Erwachsene und Kinder.**
  ISBN: 9783608941036; Ein wertvoller Ratgeber für Betroffene, Angehörige und Pädagogen, der einen umfassenden Überblick über die Symptomatik der AD(H)S gibt. Einzelne Problematiken werden detailliert beschrieben und praktische Tipps geben konkrete Hilfestellung im Umgang mit AD(H)S.

- **Cordula Neuhaus: Lass mich, doch verlass mich nicht. ADHS und Partnerschaft.**
  ISBN: 9783423341066; Die Autorin beschreibt, wie Impulsivität, Verspieltheit, Stimmungstiefs, Eifersucht und Chaos von ADHS-Betroffenen Beziehungen belasten und allzu oft zu Trennungen führen. Das Buch gibt allen Betroffenen konkrete Hilfsmittel für eine entspanntere Kommunikation an die Hand und hilft Nicht-ADHS-lern, die ADS-Welt besser zu verstehen.

- **Michael Colla, Caroline Nitz, Sabine Heel: ADHS im Erwachsenenalter –100 Fragen – 100 Antworten.**
  ISBN: 9783934410763; Das Autorenteam des Ratgebers besteht aus Ärzten und Psychologen, die sich auf ADHS spezialisiert haben. Die Fragen und Antworten werden verständlich erläutert.

- **Cordula Neuhaus: Jugendliche mit AD(H)S – Wie Erwachsenwerden gelingt.**
  ISBN: 978-3783161946; Das Buch beschreibt Verhalten und Empfindungen von Jugendlichen mit AD(H)S. Dadurch lernen Jugendliche, aber auch junge Erwachsene, ihr Verhalten besser zu verstehen.

Literatur

American Psychiatric Association (2013). Attention Deficit/Hyperactivity Disorder, http://www.dsm5.org/Documents/ADHD%20Fact%20Sheet.pdf [26.9.2015].

Arbeitsgemeinschaft der Wissenschaftlichen Medizinischen Fachgesellschaften (2010). http://www.awmf.org/leitlinien/detail/anmeldung/1/ll/028-045.html [26.6.16].

Baer, N. & Kirsch, P. (2010). Training bei ADS im Erwachsenenalter TADSE. Basel: Beltz.

Breuer-Weißborn, J. (2012). D-ADHS-E- Diagnoseinstrumente zur Erfassung der ADHS im Erwachsenenalter. Hamburg: Dr. Kovak.

Brown, T. E. (1996). Attention Deficit Disorder Scales for Adolescents and Adults. San Antonio: Psychological Corporation.

D`Amelio, R., Retz, W., Philipsen, A. & Rösler, M. (2008). Psychoedukation und Coaching ADHS im Erwachsenenalter. 1. Aufl. München: Urban und Fischer.

Deutsche Gesellschaft für Biofeedback e.V. (2016). Bio- und Neurofeedback – Grundlagen, http://www.dgbfb.de/index.php/de/ [24.05.2016].

Douglas, V. I. (1972). Stop, look and listen: The problem of sustained attention and impulse control in hyperactive and normal children. Canadian Journal of Behavioural Science/ Revue canadienne des sciences du comportement, 4(4), 259-282.

Drechsler, R. (2011). Ist Neurofeedbacktraining eine wirksame Therapiemethode zur Behandlung von ADHS? Ein Überblick über aktuelle Befunde. Zeitschrift für Neuropsychologie, 22(2), 131-146.

DVE – Deutscher Verband der Ergotherapeuten e.V. (2007). Definition Ergotherapie, https://www.dve.info/ergotherapie/definition.html [24.05.2016].

DVE – Deutscher Verband der Ergotherapeuten e.V. (2014). Bildungskonzept, https://www.dve.info/aus-und-weiterbildung/bildungskonzept.html [15.05.2016].

Ebert, D., Krause, J. & Roth-Sackenheim, C. (Hrsg.) (2003). ADHS im Erwachsenenalter – Leitlinien auf der Basis eines Expertenkonsensus mit Unterstützung der DGPPN. Der Nervenarzt, 10, 939-946.

Ellinger, S., Walther, P., Dietrich, J. (2010). Aufmerksamkeitsförderung in der Schule durch Neurofeedback: Brainfeeders. Konzept und Design eines Forschungsprojektes. Empirische Sonderpädagogik, 1, 22-39.

Fiedler, P. (2000). Integrative Psychotherapie bei Persönlichkeitsstörungen. Göttingen: Hogrefe.

Fresh Minder (2013a). Fresh Minder 2 Details, 14 Trainingsmodule, http://www.freshminder.de/FM2Details.htm [20.05.2016].

Fresh Minder (2013b). Fresh Minder 3 Details, 14 weitere Trainingsmodule, http://www.freshminder.de/FM3HomeDetails.htm [20.05.2016].

GKV Spitzenverband (2012). Antwort von Dr. Antje Haas vom GKV Spitzenverband vom 25.06.2012 auf eine Anfrage zur Abrechnung von Neurofeedback im Rahmen einer ergotherapeutischen Verordnung.

Hagedorn, R. (2000). Ergotherapie – Theorien und Modelle. Stuttgart: Thieme.

Hamm, M. & Berger, M. (2010). ADHS bei Erwachsenen. 2. Aufl. Hannover: Schlütersche.
Haus, K-M. et al. (Hrsg.) (2013). Praxisbuch Biofeedback und Neurofeedback. Heidelberg: Springer.
- Schneider, E. & Krombholz, A. (2013): Frequenzbandtraining.
- Wiedemann, M. & Krombholz, A. (2013): Biofeedback und Neurofeedback.

Hausotter, W. (2010). Begutachtung der Aufmerksamkeitsdefizit-/Hyperaktivitätsstörung bei Erwachsenen. Der Nervenarzt, 83(5), 1-8
Hesslinger, B., Philipsen, A. & Richter, H. (2004). Psychotherapie der ADHS im Erwachsenenalter – a pilot study using a structured skills training program. European Archives of Psychiatry and Clinical Neuroscience, 252(4), 177-184.
Heinrich, H. & Gevensleben, H. (2013). Neurofeedback bei Kindern mit ADHS – Stand der Forschung und Anregung für die Praxis. In: Strehl, U. (Hrsg.) Neurofeedback – Theoretische Grundlagen Praktisches Vorgehen Wissenschaftliche Evidenz. Stuttgart: Kohlhammer.
Jacobs, C. & Petermann, F. (2013). Training für Kinder mit Aufmerksamkeitsstörungen – Das neuropsychologische Gruppenprogramm Attentioner. 3. Aufl. Wien: Hogrefe.
Kahl, K. G., Puls, J. H., Schmid, G. & Spiegler, J. (Hrsg.) (2012). Praxishandbuch ADHS – Diagnostik und Therapie für alle Altersstufen. 2. Aufl. Stuttgart: Thieme.
- Kahl (2012): Symptomatik
- Lampen-Imkamp, S. & Kahl, K. G. (2012): Case Management: Coaching-Strategien.
- Schmid, G. (2012): Ätiologie.

Kasten, E. (2005). Übungsbuch Hirnleistungstraining. Dortmund: Borgmann.
Kooij, S. J. J. (2013). Adult ADHD. 3. Aufl. London: Springer.
Krause, J. & Krause, K.-H. (2014). ADHS im Erwachsenenalter. 4. Aufl. Stuttgart: Schattauer.
Lauth, G. W. & Minsel, W.-R. (2009). ADHS bei Erwachsenen, Diagnostik und Behandlung von Aufmerksamkeits-/Hyperaktivitätsstörungen. Göttingen: Hogrefe.
Law, M., Baptiste, S., Carswell, A., McColl, M.A., Polatajko, H. & Pollock, N. (2015). Canadian Occupational Performance Measure. 5th ed. Dt. Übersetzung: Dehnhardt, B., George, S. & Harth, A. Idstein: Schulz-Kirchner.
Lehmkuhl, G., Adam, C., Fröhlich, J., Sevecke, K. & Döpfner, M. (2004). Aufmerksamkeitsdefizit-/Hyperaktivitätsstörung im Kindes-, Jugend- und Erwachsenenalter. Bremen: UNI-Med.
Lehmkuhl, G. & Schubert, I. (2013). Versorgung bei ADHS im Übergang zum Erwachsenenalter aus Sicht der Betroffenen. Gesundheitsmonitor, 1, 1-12.
Lidzba, K., Christiansen, H. & Drechsler, R. (2013). Deutsche Adaption der Connors 3rd Edition® (Connors 3)®. Göttingen: Hogrefe.
Marker, K. R. (2009). COGPACK. Ladenburg: Marker software.
Menkes, M. M., Rowe, J. S. & Menkes, J. H. (1967). A Twenty-five Year follow-up study on the hyperkinetic child with minimal brain Dysfunction. Pediatrics, 39(3), 393 -399.
Mehler-Wex, C. & Deimel, W. (2013). Modediagnose oder tatsächlich mehr Patienten? Neurotransmitter, 24(2), 48-58.

Möller, H.-J., Laux, G. & Kapfhammer, H.-P. (2005). Psychiatrie und Psychotherapie. 2. Aufl. Heidelberg: Springer.
Palmer, E. D. & Finger, S. (2001). An Early Description of ADHD (Inattentive Subtype): Dr Alexander Crichton and 'Mental Restlessness' (1798) Child and Adolescent Mental Health, 6(2), 66-73.
Quitkin, F. & Klein, D.F. (1969). Two behavioral syndromes in young adults related to possible minimal brain dysfunktion; Journal of Psychiatric Research, 7(2), 131-142.
Resnick, R. J. (2004). Die verborgene Störung – ADHS bei Erwachsenen. 1. Aufl. Stuttgart: Klett-Cotta.
Rösler, M. & Retz, W. (2008). Diagnose, Differentialdiagnose und komorbide Leiden der Aufmerksamkeitsdefizit-/Hyperaktivitätsstörung (ADHS) im Erwachsenenalter. Psychotherapie, 13(2), 175-183.
Ryffel-Rawak, D. (2001). ADS bei Erwachsenen. 1. Aufl. Bern: Huber.
Safren, S. A., Sprich, S., Perlman, C. A. & Otto, M. W. (2005). Mastering your adult ADHD: A cognitive behavioral treatment program. Oxford: Oxford University Press.
Schmidt, S., Waldemann, H.-C., Petermann, F. & Brähler, E. (2010). Wie stark sind Erwachsene mit ADHS und komorbiden Störungen in ihrer gesundheitsbezogenen Lebensqualität beeinträchtigt? Zeitschrift für Psychiatrie, Psychologie und Psychotherapie, 58(1), 9-21.
Schneider, E. (2010). Bio- und Neurofeedbackverfahren in der Ergotherapie. Ergotherapie und Rehabilitation, 49(5), 19-25.
Stevenson, C. S., Whitmont, S., Bornholt, L., Livesey, D. & Stevenson, R.J. (2002). A cognitive remediation program for adults with Attention Deficit Hyperactivity Disorder. Australian and New Zealand Journal of psychiatry, (36), 610-616.
Still, G. (1902). The culostian lectures on some abnormal psychical conditions on children. Lancet, 1008-1012.
Sumsion, T. (2002). Klientenzentrierte Ergotherapie. Umsetzung in die Praxis. Stuttgart: Thieme.
Wender, P. H. (1995). Attention-Deficit Hyperactivity Disorder in Adults. New York: Oxford University Press.
WHO (2016). The International Classification of Diseases 11th Revision is due by 2018, http://www.who.int/classifications/icd/revision/en/ [24.05.2016].